《從零開始學溫敷》
紅豆暖暖包：體弱人自療力激增，體健人儲備抗病力

作者	蔡仁妤、艾利
封面設計	龔貞亦
內頁設計	瑞比特設計有限公司
插畫	呂婉如、鄭斐齡
攝影	王正毅、劉垣均
製作協力	錦物生活合作社、林仁祥
特約主編	羅煥耿
行銷企劃	林佩蓉、林裴瑤
副總編輯	陳毓葳
業務副總	李雪麗
社長	郭重興
發行人兼出版總監	曾大福
出版者	奇点出版
發行	遠足文化事業股份有限公司
	231 新北市新店市民權路108-2號9樓
	電話(02)2218-1417　傳真(02)8667-1891
	劃撥帳號19504465　戶名 遠足文化事業股份有限公司
客服專線	0800-221-029
E-MAIL	service@bookrep.com.tw
網站	http://www.bookrep.com.tw/
印製	通南印刷股份有限公司 電話：(02)2221-3532
出版一刷	2017年4月
定價	330元

從零開始學溫敷：紅豆暖暖包:體弱人自療力激增，體健人儲備抗病力 / 蔡仁妤, 艾利合著. -- 初版. -- 新北市：奇点出版：遠足文化發行, 2017.04
面；　公分
ISBN 978-986-94483-0-7(平裝)　1.穴位療法 2.經穴

413.915　106002394

從零開始學溫敷

紅豆暖暖包

保暖排寒讓體氣厚實、病氣退散

全身保暖＋局部加強溫敷

不畏病症、不懼疼痛

目次

Chapter 1
治未病先排寒，病、虛、胖、瘀一次熱化解

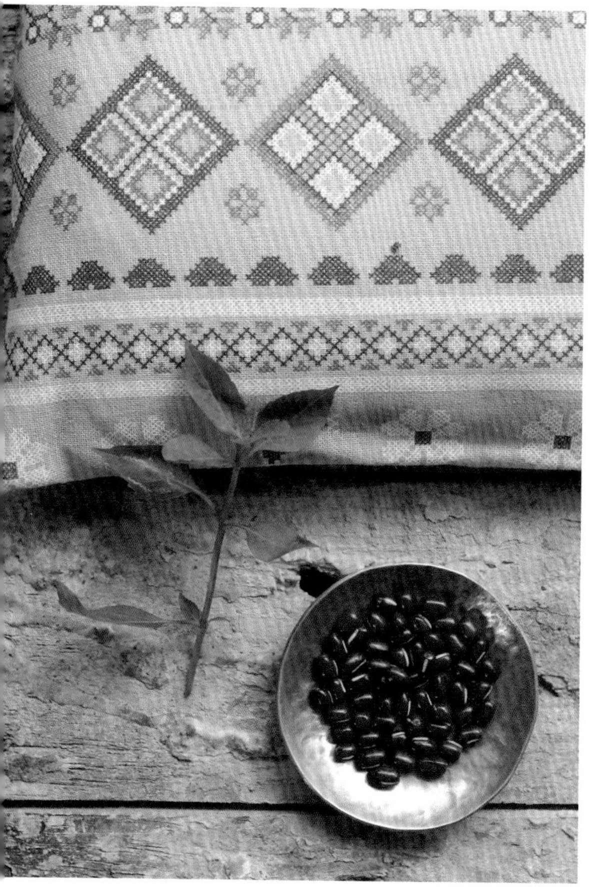

Chapter 2

不瘀不塞，通經活血必敷51穴位

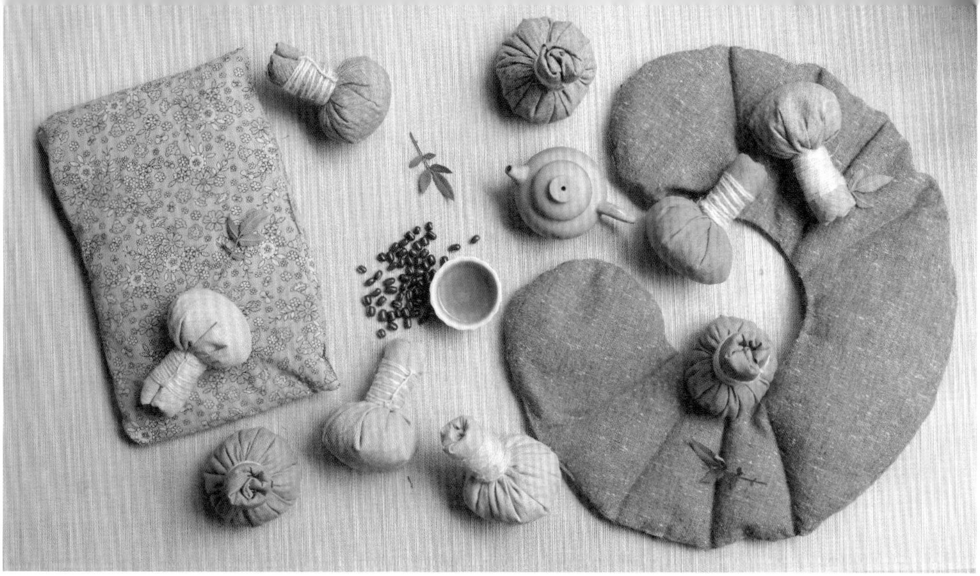

Chapter 3

排寒利器，六款機能紅豆敷自己做

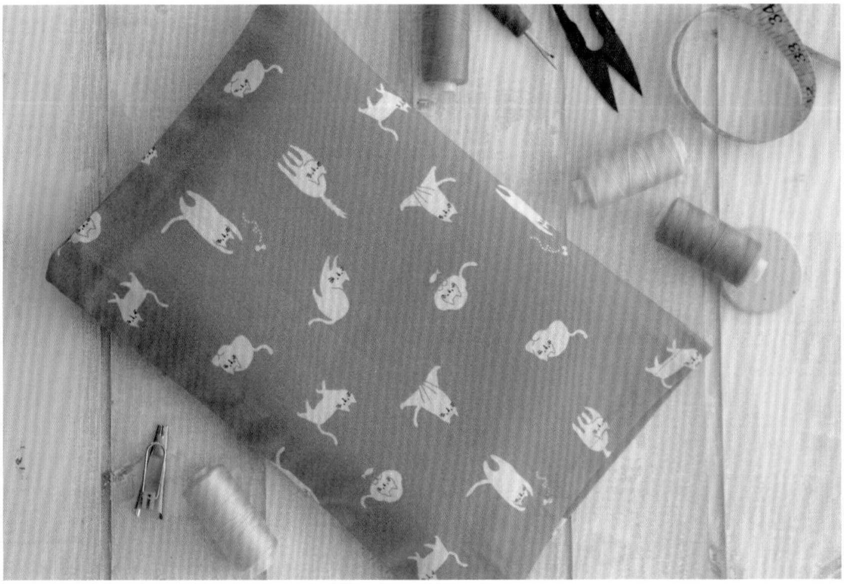

Chapter 4

每天紅豆一下，日常保養這樣做

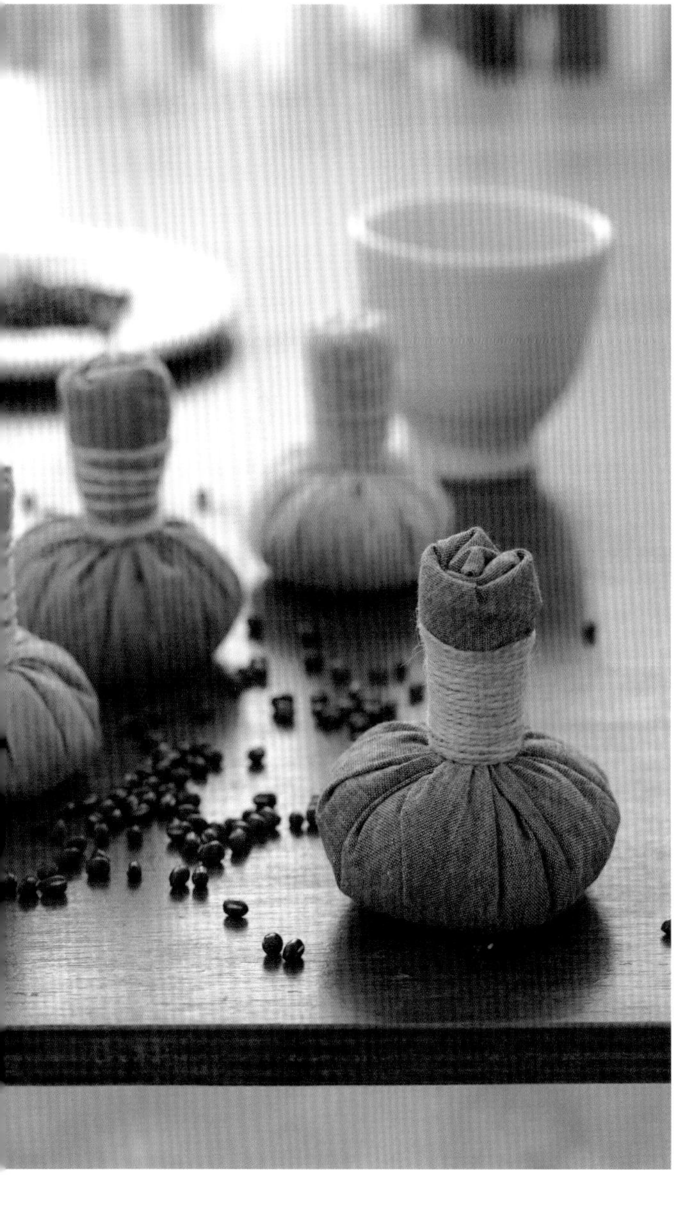

Chapter 5
預防先療，對症溫敷

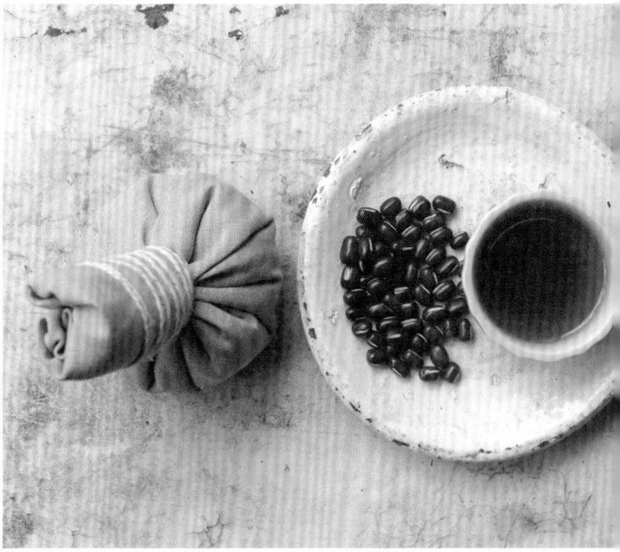

special column

Chapter 1

治未病先排寒，病、虛、胖、瘀一次熱化解

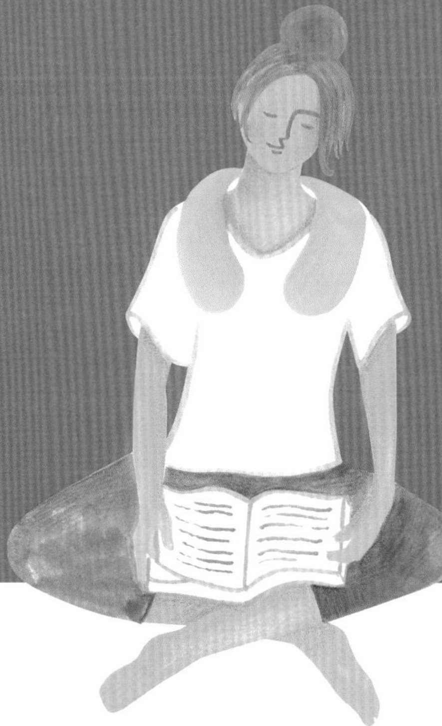

寒氣無形無色，卻真有質量。日久年深，生成的傷害不容小覷，且很容易讓人疏於防備。中醫特別強調寒是萬病之源，是破壞人體氣血陰陽平衡的殺手，連帶會降低人體抵抗力與自癒力，甚至還會影響到精神層面的健康。充分了解人體寒氣怎麼進來？該怎麼排出去？是翻轉體質、緩解病痛的關鍵。

寒是萬病之源

很多人以為所謂的「寒」只是冬天容易感冒或手腳冰冷而已。但其實許多臨床上的疾病，如肌肉痠痛、手腳痲、肥胖、各式婦科疾病（如月經不順、經痛、多囊性卵巢、子宮肌瘤）、男性勃起障礙等，根源都可能是寒氣。

寒為陰邪，容易傷陽氣，且其性清冷、凝滯，容易使氣血流動不通。我們把人體從外到內分成好幾層來看，可以發現寒氣的影響無遠弗屆。

肌膚若受寒，容易使毛孔閉塞，不易出汗，體內產生的廢棄物難以排出。感冒的時候，肌膚閉塞會使寒熱邪氣不易透散，造成一旦感冒就很嚴重。

肌肉若受寒，會造成局部肌肉緊繃甚至形成筋結，我們可能會發現某些地方易有長期肌肉痠痛或者痲木感。

血遇寒則凝，經脈血管若受寒，容易使血液循環變慢，形成血瘀、局部循環障礙，例如心血管疾病或是免疫疾病中的雷諾氏症候群。

關節若受寒，容易合併濕氣，寒濕結於關節，纏綿難解，像是老年人的慢性關節炎。

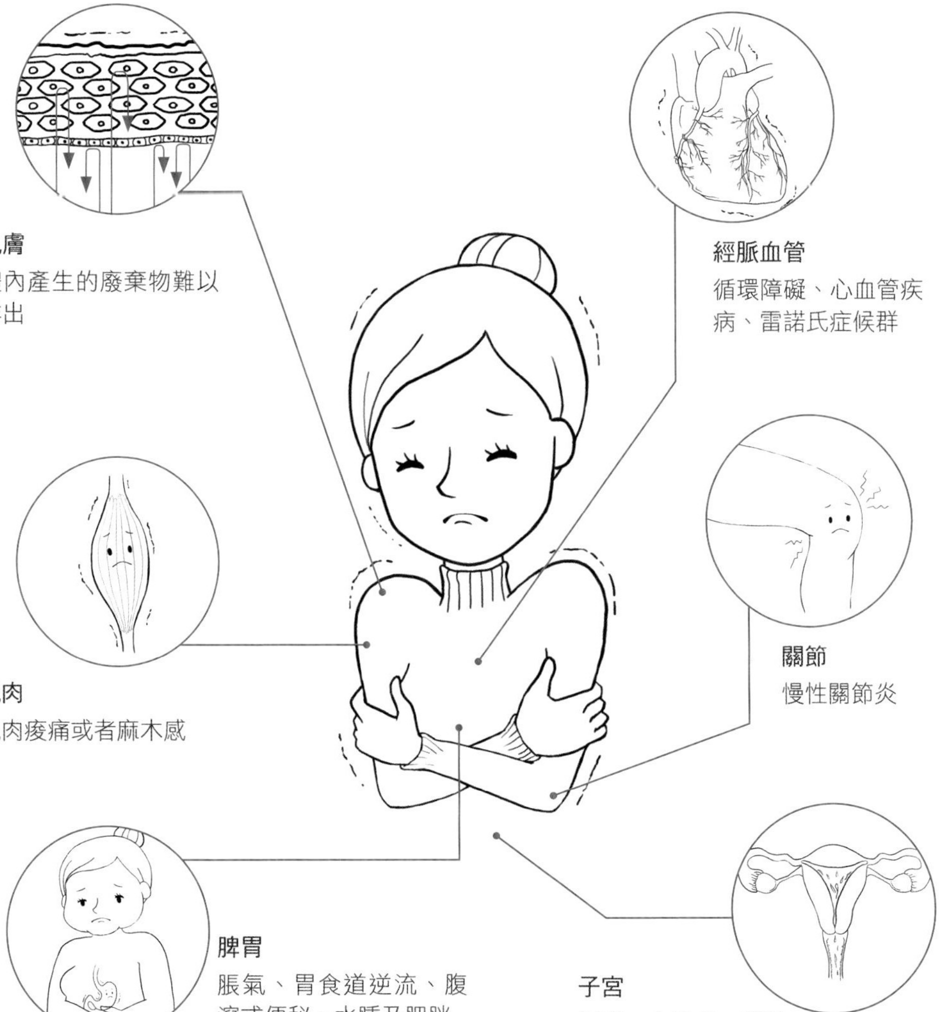
肌膚
體內產生的廢棄物難以排出
經脈血管
循環障礙、心血管疾病、雷諾氏症候群
肌肉
肌肉痠痛或者麻木感
關節
慢性關節炎
脾胃
脹氣、胃食道逆流、腹瀉或便秘、水腫及肥胖
子宮
經痛、血塊多、不孕

脾胃若受寒，會影響消化、吸收、水分代謝的功能，不但會出現脹氣、胃食道逆流，腹瀉或便秘，還可能造成水腫及肥胖。

子宮若受寒，月經來潮時疼痛及血塊多是不可避免的。若寒氣久留不去，長時間下來還會影響到卵巢排卵及子宮的孕育功能，造成不孕。

如果能夠早點了解到寒氣對人體的危害，並及早做預防，就能減少許多身體病痛的發生。

寒從何處來？為什麼要排寒？

簡單來說，可以把寒氣分為外來的「外寒」和由身體內部而生的「內寒」。

外寒

感冒時，常常會有頭痛、怕冷、打寒顫的症狀。這是因為外在的邪氣進到體表所致，為外寒的一種。當免疫力強的時候，寒氣很快就被驅趕出去了，所以感冒好了仍舊能夠生龍活虎。但當免疫力弱時，寒氣可能會長驅直入，影響到臟腑，這就是為什麼有的人感冒拖了很久以後，體質會改變，變得怕冷、容易拉肚子、疲倦、經痛，其實，就是外寒停留在體內，久而久之，傷到體內的陽氣所致。

另外，像是洗完澡不擦乾身體及頭髮、冬天穿著短褲及短裙、常常洗冷水澡、空調吹太冷，都有可能讓外寒有機可乘，進入我們體內。

內寒

內寒，顧名思義是由體內而生的寒氣，乃體內陽氣不足所引起，所以又稱為「虛寒」。常見的原因有飲食、過度勞累、久病、年老等。

喝太多冰飲是現代人壞習慣，一杯冰涼的飲料下肚，腹腔及骨盆腔（如腸胃、生殖系統）的陽氣馬上被抑制了一半，陽虛則溫煦不足，溫煦不足則生寒，因為能量不夠，身體的各項功能都會下降，如腸胃蠕動減少、生殖功能下降、心臟動能不夠……都是陽虛寒盛的表現。

年老、過度勞累及久病也都會讓身體的陽氣漸漸消耗。小孩子是最不怕冷的，因為從爸爸媽媽身上得到足夠的陽氣，但當年紀漸長後，陽氣會逐漸衰退，尤其是更年期以後速度更快，如果又沒有好好保養、過度勞累，就容易讓身體變成虛寒體質。

寒氣致病機轉是什麼？

❶ 寒凝血瘀：冬天的心肌梗塞

急性心肌梗塞為什麼容易發生在冬天及深夜？

冬季及深夜是人體陰氣較盛、陽氣較弱的時間，此時寒邪容易侵襲人體，導致血管收縮、經脈攣急、血液處於凝滯狀態，所以血液流動不順暢，進而瘀滯成血栓，堵塞住腦部血管就造成腦中風、堵塞住心臟血管則形成心肌梗塞。簡單的說，血得溫而行，得寒則凝，體溫較低的人血脈容易堵塞。

寒氣造成血液瘀阻、循環不暢的疾病還有很多：例如不少患有子宮肌瘤、經痛、不孕的女性，也併有怕冷、手腳冰冷的症狀，這是因為寒氣造成子宮微循環差，瘀阻日漸累積，形成肌瘤；氣血瘀阻也使得卵巢功能不足，排卵不順、卵子不夠成熟，不易受孕。好不容易受孕了以後，又因為子宮內膜得不到足夠營養、內膜厚度不足而容易流產。

❷寒濕痰阻：為何水果會越吃越胖？

水果在大多數人的心中都是健康食物的代表，但大家知道許多水果的屬性都是寒性的嗎？長期食用寒性的水果，就跟每天喝冰飲一樣，會造成脾胃寒虛，若是更嚴重者，寒氣累及腎，會形成脾腎陽虛體質，開始有手冷腳冷、腰痠腳軟、虛弱無力的症狀出現。

脾跟腎，是代謝水分的兩個重要臟器！一旦陽氣不足，脾腎對於水分的代謝能力會下降，代謝不掉的水分形成痰濕卡在身體裡，而脂肪，就是濕氣的一種表現，痰濕性黏膩而不易去除，一旦痰濕上身，就很容易一直跟著我們。所以中醫有一句話叫「肥人多濕」，指的就是痰濕。

臨床上有患者為了減重，不吃澱粉，改吃大量的水果及青菜，結果體脂肪卻越吃越高。

一問之下，這位患者不僅每天兩顆奇異果，夏天常搭配西瓜、冬天搭配橘子，這些都是再寒不過的水果了，幾個月下來體質越吃越寒濕，不僅下肢水腫越來越嚴重、白帶量也變多，循環差了，怎麼瘦得下來？

❸ 寒主收引：落枕、抽筋及關節炎

收引即收縮、牽引的意思。跟熱脹冷縮的原理一樣，我們的肌肉、關節受寒時容易收緊，影響最大的地方在頸部和腿部的肌肉。頸部的風池、風府穴為外寒進入體內的兩個入口，所以很多人在突然變冷的天氣時容易落枕，就是因為寒氣藉由這兩個穴位進入，使頸部的胸鎖乳突肌、斜方肌等肌群緊繃，緊繃則氣血阻滯，阻滯不通則痛，所以出現疼痛、脖子無法靈活運動的症狀。這個時候其實只要找到頸部僵硬的筋節點，加以溫敷按壓，疼痛僵硬症狀即可減緩。

膝關節炎在古中醫稱做「痺」，許多人在天氣冷時關節會痛、痠脹且無力，是因為寒濕之氣侵襲關節，造成經脈攣急緊繃，又稱作「寒痺」或「著痺」（這種關節炎並不會紅腫或發熱）。尤其是當年紀漸漸增加，體內腎陽愈趨不足，無法溫煦腰膝時，更容易發生。

寒邪客於關節時間久了，會造成慢性關節炎，此時也有可能出現關節變形的現象。（然而，臨床上也有許多關節炎病例是因骨架歪斜，造成關節錯位摩擦，必須先請醫師診斷後再行處理。）

寒底、熱底、寒熱交雜？多種體質一次搞懂！

常常有患者詢問：「醫師，我冬天手腳都好冰，是不是『冷底』？」其實一般在講的「冷底」，就是所謂的寒性體質，也就是幾乎全身體質屬性都是寒的；那麼「熱底」是什麼呢？就是指幾乎全身體質屬性都是熱的。但除了單純寒或單純熱體質之外，有許多人的體質為寒熱夾雜的。這裡要教大家用症狀來簡單辨別自己的類型！

純寒底

寒底的人，可以用25頁的「人體寒氣檢測表」來做檢測，如果你的寒氣檢測表中【體感特性】分數大於十分，基本上就是偏向寒底體質。寒底的人很怕冷，看起來臉色較青白，容易有黑眼圈，整個人給人的印象較無神、倦怠、虛弱，整天都很想睡覺，

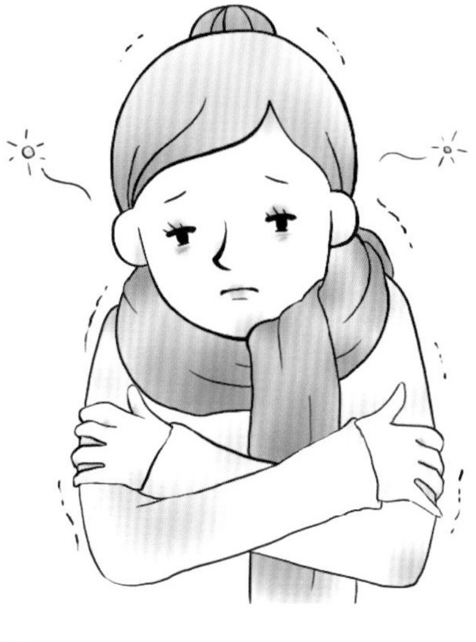

純寒底

面色清白或黯黑，黑眼圈，倦怠、無神、虛弱、想睡覺、舌色淡白、怕冷。

舌頭顏色比較淡白，舌體則可能是胖有齒痕，或是瘦小。

非常推薦寒底的人用溫敷做日常保養，除了局部溫敷外，也可以常泡溫水澡或足浴來加強溫暖身體。

純熱底

熱底的人，給人印象是比較有精神、亢奮的，形態也較為強壯。臉色看起來面紅耳赤，嘴唇、舌體偏紅，容易口乾舌燥及口臭，小便顏色偏黃或有泡泡，皮膚容易出油，易冒紅腫型痘痘，或是有脂漏性皮膚炎，怕熱且容易有體味。

熱底的人如果有本書後面提到的症狀，也能局部溫敷加強循環，但要注意水分的補充；如果有燥熱的感覺，溫敷的時間可以縮短，在溫敷的前後也不要吃容易上火的食物（辣椒、蒜頭、洋蔥、炸物、菸酒）。

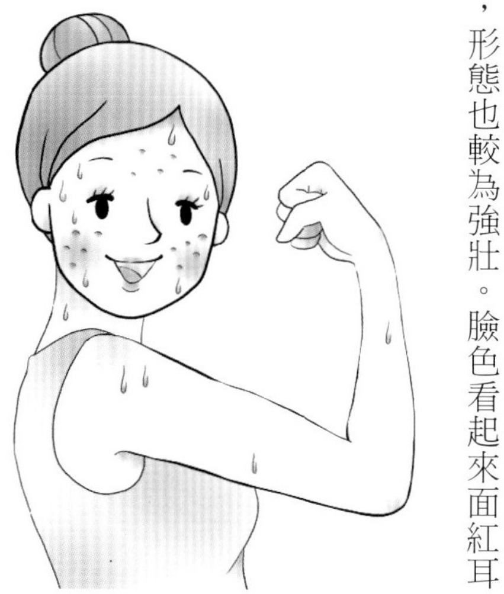

純熱底

怕熱、多汗、面紅耳赤、口舌偏紅，口乾舌燥及口臭，小便偏黃或有泡泡，油性膚質，易有體味。有精神亢奮、強壯。

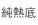

寒熱交雜

❶ 外寒內熱：寒包火

在這個冷氣盛行的世代裡，許多人在夏天會出現「外寒內熱」，也就是所謂「寒包火」的體質。這種體質發生在身體很熱、流汗的情況下，突然進入低溫的冷氣房或沖冷水澡，瞬間低溫造成體表及腸道的微血管急速收縮，身體難以散熱而引發中暑不適。

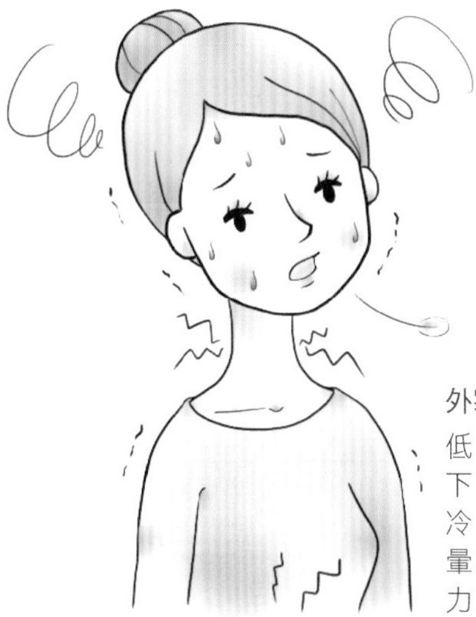

外寒內熱

低熱、感覺一下發熱一下發冷、脖子緊、頭暈痛、噁心、乏力、腹脹腹瀉。

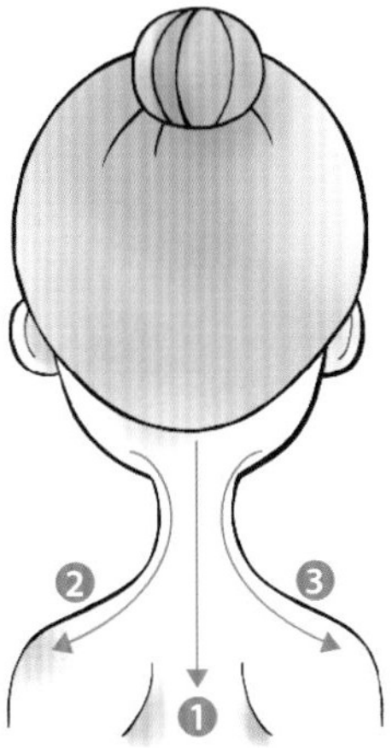

刮痧

肩膀先塗一層油性介質如乳液、凡士林，再拿刮痧板（也可用瓷湯匙或硬幣）從頸肩交界處正中間開始，直下刮至上背15次，再來換從左邊枕骨往左肩往下刮，也重複15次。最後換右邊肩頸，一樣15次。刮至皮膚表面出紅色痧點。出痧後請喝一杯溫水，再利用本書後面介紹的肩式紅豆披枕溫敷肩頸部10分鐘。

症狀包括低熱、感覺一下發熱一下發冷、脖子緊、頭暈痛、噁心、乏力、腹脹腹瀉等；常發生在屢次出入冷氣房的族群，例如業務、送貨人員。

常常發生此狀況的人，應採用解表散寒法，可以先在頸部刮痧，待出痧後，喝一杯溫水再稍作溫敷，注意溫敷溫度不可過高，讓汗慢慢滲出來，體表的寒氣自然會散去。

❷外熱內寒

外熱內寒顧名思義為熱在體表，寒在體內的類型。可以見到發熱、頭痛、喉嚨腫痛、咳嗽的表熱症狀，又同時有腹部冷痛、大便稀軟，小便清長的內寒症狀。

外熱內寒常常發生在寒性體質的人得到熱性感冒，此時熱邪入侵體表，但是身體本質卻仍是寒性的；這類型的人，因為身體寒氣重，抵抗病邪的能力並不好，所以感冒容易拖延較久。治療方則要先清表熱，再用溫補的藥物補虛排寒。

外熱內寒的人若是要溫敷，最好等外在的熱邪都排除了，也就是發熱、頭痛、喉嚨腫痛、咳嗽的表熱症狀都沒有了再行溫敷，以免火上加油，加重表熱症狀。

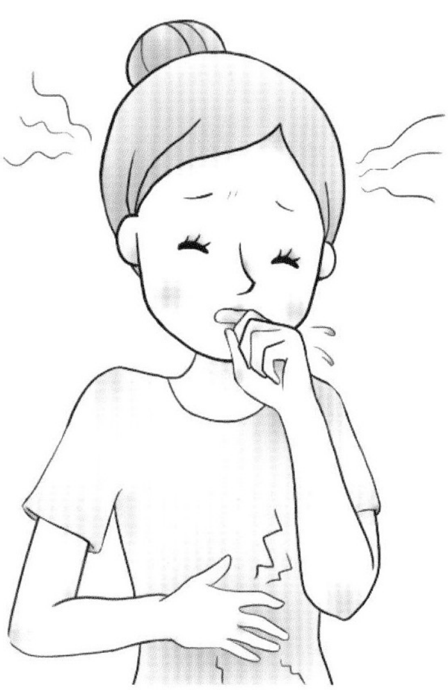

外熱內寒

發熱、頭痛、喉嚨腫痛、咳嗽的表熱症狀，又同時有腹部冷痛、大便稀軟，小便清長的裡寒症狀。

註：中醫還有另一種外熱內寒，是指在病重的狀態下，體內陰寒過盛，把陽氣格拒於外，出現內真寒而外假熱的證候，又可以稱作「真寒假熱」、「陰盛格陽」，屬於較危急的症狀。

❸上熱下寒：長痘痘跟拉肚子

學過簡單物理的人一定知道，熱空氣會向上升，冷空氣會向下降，人體中的寒熱之氣也是一樣。如果體內寒熱失調，有寒又有熱，熱邪會傾向往上半身走，寒邪會傾向往下半身走。這也是為什麼比較常看到「上熱下寒」體質，而非「上寒下熱」體質。

有些患者臉會冒痘痘，容易嘴破、口乾舌燥，常常很想喝冰涼的東西，但是一喝下肚卻又腸胃不舒服、拉肚子，而且夜晚容易頻尿，這類型的患者通常是心肺胃有火，但是脾腎卻是虛寒的。

此類型的人溫敷的時候，可以加強肚臍以下穴位，例如腹部的關元穴、氣海穴，腰部的腎俞穴、八髎穴，下肢的三陰交、太溪穴，並避開肚臍以上的部位。如此可以溫暖身體下部寒冷的器官，也能把上部的熱向下引導，減少上部熱的作用。

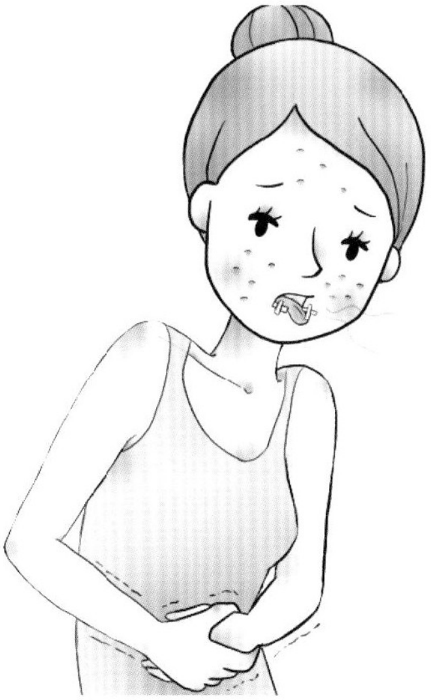

上熱下寒

上熱 痘痘、脂漏性皮膚炎、油性肌膚、嘴破、口乾舌燥、口臭、心煩氣躁。

下寒 手腳冰冷、下腹冷痛、腹瀉便溏、小便清長、頻尿、白帶多而水狀、閉經、痛經、月經淋漓、或宮寒不孕、性事淡漠。

身體陽氣的衛兵：衛氣

身體有一個護衛陽氣的士兵，叫做衛氣，其屬性為陽，又叫衛陽。衛氣是由脾胃吸收來的養分和肺部吸進來的氣所形成，平常不分日夜的運行在我們的身體。衛氣的功能很重要，**它能夠在我們的肌表形成防衛，抵禦外在邪氣的入侵**，在有邪氣進入的時候，也可以把邪氣趕走，就像西醫中免疫系統、白血球的功能一樣。有了充足的衛氣，才不容易被外在的細菌、病毒感染，就算生病了，也能很快好起來。

衛氣的第二個功能，是能夠**調節身體體溫**。衛氣可調節皮膚肌理的開合，調控汗液的排出；透過調控汗液的排放，讓身體維持在穩定的溫度。充足適宜的衛氣像陽光一樣，能夠溫養臟腑、肌肉、皮毛，維持臟腑進行生理活動所適合的溫度條件。當衛氣不足，體溫下降，各個臟腑的活動機能都會緩慢不振，也因為調節體溫的能力下降，外在寒熱變化一大，就容易生病。

衛氣通過膀胱經分行於諸陽經，所以膀胱經的陽氣應該是最足的，如果**膀胱經運行之處如：後頸、背後脊椎兩側、大腿小腿後方、腳根容易發冷或緊繃，就是一個警訊**，表示衛氣、陽氣不夠了，必須好好審視自己的生活習慣及飲食方式來調整。

剛剛有提到，衛氣是由脾胃吸收來的養分和肺部吸進來的氣所形成，所以，顧脾胃、吃得健康，經常吐納調息、呼吸新鮮空氣、保持身體溫熱，就是保養衛氣最好的方式。

養生上上籤：每天遵循排寒法則

我常常說，要以「暖身」來治「未病」，也就是平時就該注意保養，使身體維持最適當的體溫，積極防範病灶的形成。只要小病不反覆，大病就不沾身。在身體不適的小症狀還沒有出現之前，先把身體調理好，讓身體處在「暖平衡」的狀態，才能抵抗寒氣的入侵。

大部分的人都是因為身體出現問題，才意識到寒氣的嚴重性，而開始排寒，需要排寒的時間自然較長。排寒除了對生理健康有幫助之外，對於心理層面的情緒、想法也都有正面作用。因為氣滯血瘀等生理的病痛狀況改善了，人的心情也會跟著變輕鬆，想法也會變開朗。

下面有簡單檢測自己體內受寒程度的表格，勾選項目越多，表示體內寒氣越重，大家可以依照自己寒氣多寡來調整排寒暖身的頻率及方式。

30秒冷宮現形—人體內寒氣檢測表

體感特性

- ☐ 溫度調節能力差，特別怕冷怕風
- ☐ 睡前或起床有鼻過敏或氣喘狀況
- ☐ 手腳冰冷
- ☐ 生理期水腫、腰腹痛、月經血塊多（女性）
- ☐ 白帶色白且多（女性）
- ☐ 男性勃起障礙
- ☐ 身體有某部位長期痠痛
- ☐ 筋縮，身體僵硬緊繃感
- ☐ 手腳容易麻
- ☐ 腰腿痠軟無力
- ☐ 大便稀軟
- ☐ 頻尿
- ☐ 不常喝水也不會覺得口渴
- ☐ 冬天冷得睡不著
- ☐ 喜歡喝熱飲

飲食習慣

- ☐ 常吃寒性水果或生冷蔬菜過量（註：寒性飲食請見附錄飲食屬性表）
- ☐ 白開水一天喝的量不到體重乘以40 c.c.（不含其他水分攝取）
- ☐ 常喝冷飲
- ☐ 愛喝啤酒

日常活動

- ☐ 有游泳習慣
- ☐ 一週運動時間累積不超過90分鐘
- ☐ 夏天待在有冷氣的空間超過7小時/日
- ☐ 在家不穿拖鞋或襪子，赤腳踩在地板上
- ☐ 冬天仍穿短褲或短裙
- ☐ 洗完頭不會馬上吹，或不會吹到全乾
- ☐ 夏天洗澡後吹電風扇或冷氣
- ☐ 洗冷水澡

選項指數計分

- 勾選0～7個項目者為輕度，每週溫敷一次，或感覺不適時溫敷即可
- 勾選8～15個項目者為中度，每週溫敷三次，並局部加強
- 勾選16個以上，建議每週溫敷至少五次以上，每次不少於二十分鐘

溫敷：提高氣血動能、驅除寒氣

溫敷法古代稱之為「熨」，可以分為藥熨、湯熨、酒熨、葱熨、鐵熨、土熨等。主要作用是「透熱」，也就是通過加熱，讓藥物的藥效發揮出來，並且用熱能提供動力，推動有效成分進入人體經絡，輸布全身。有溫經通絡、活血化瘀、散寒止痛的作用。熨法在上古之時就被拿來治療各種疾病，如《史記．扁鵲倉公列傳》記載：「上古之時，醫有俞跗，治病不以湯液，（而以）鑱石、蹻引、毒熨……」，寫明上古時期的醫家俞跗，治病是不用內服藥的，而是以針灸、推拿、藥物溫敷來為患者治病，大部份都有很好的效果。

事實上，很多身體上的不適在了解問題的根源後，先行溫敷或飲食調整，就會有很好的改善。因為溫敷簡單方便，可以在家每天做，如果沒辦法解決，再使用藥物治療。

溫敷又可分為濕溫敷和乾溫敷。濕溫敷是將毛巾或布放入溫熱中藥煎出液中，擰乾後敷在身體特定部位，通常會在推拿後進行，一般民眾因為不方便常常煎藥，加上濕溫敷散熱很快，毛巾一下子就涼掉，需要一直進行浸泡熱藥液的動作，也容易沾染衣物，所以一般比較少在家中自行進行。乾溫敷如本書介紹的紅豆枕，或是熱水袋、暖暖包等，利用不同的介質來保熱及傳熱，並加入中藥或草藥來做治療，一般操作較方便，且隨時隨地可以使用，不會沾染衣物。

懶人熱運動，輕鬆獲取最天然的精氣神

寒氣影響的範圍很廣，但因為年齡、體質與生理狀況不同，所以每個人受寒的情況不一。大家都知道運動、訓練肌肉對身體好，能夠提高身體熱能，但真正規律、有效有運動習慣的人並不多，加上有些體質虛弱的老人、病人，行動不便無法運動，這時「被動的運動－溫敷」就能發揮很大的作用。

溫敷可以藉由體外供給的熱能來提高體溫，達到擴充組織血管，增加循環及代謝的功能，同時也能放鬆緊張的肌肉與神經，幫助經絡氣血通暢與緩解痠痛。女生時常溫敷小腹，可以加強子宮的收縮能力，使經血排除順利。

一把紅豆一塊布就可以溫敷

為患者治療時，除了服藥及針灸，我常常會請病患在家做溫敷保養，仔細詢問之下才發現有許多患者在家中並沒有溫敷的工具，也不知道從何溫敷起。中醫精神法於自然、取用於自然，天然的成分在生長茁壯時獲得的能量是任何科技無法取代的，而隨手可得的「紅豆」就是一個很好的溫敷媒介。

抓一把紅豆、取一塊舒適親膚的棉布，用棉繩綑起來，加上簡易的加熱方式，就是一個獨一無二、專屬於自己的溫敷袋！

紅豆的澱粉比例比黃豆高，是豆類中含水量最少的，所以不易散熱，放熱緩慢，保溫的效果很好，依溫敷袋大小不同可以保溫二十分鐘至一小時不等。此外，紅豆為一很溫潤的藥材，能夠幫助調整身體機能，適合全家大小使用。

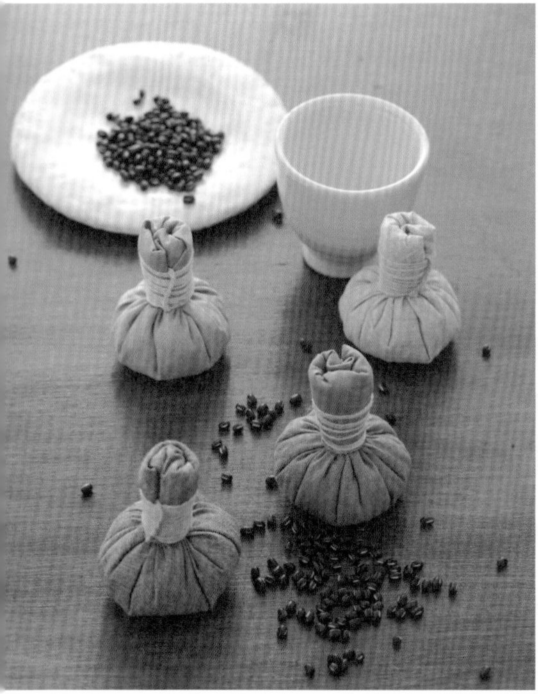

助眠安神

紅豆又名赤豆，色紅能入心，李時珍給紅豆取了一個浪漫的名字「心之穀」，顧名思義就是紅豆能活化心臟，補心血、安心神。生紅豆加熱後會產生一種溫和舒緩的香味，有鎮定、安神的作用，有助於入眠。

利水消腫

紅豆能夠利水，在古代就被拿來做為小便不順、腳水腫的食療材料，如紅豆薏仁湯。因其性平和，利水又不傷正氣，且能夠補脾胃，所以對腸胃虛弱而引起的水腫病患特別的有幫助。

通瘀活血

紅豆有補血活血、去瘀生新的作用，做成溫敷袋使用，對於長年的肌肉痠痛有活血化瘀的功能，另外像月經來血塊多、常常經痛的女性，或是末梢循環差、手腳冰冷的人，外敷內服紅豆也能夠有溫通經脈血路的效果。

隨身帶著走

紅豆溫敷袋沒有電線的牽絆與電源的影響，可以依照身體不同部位，如背部、肩膀、關節、頭臉、腰腹、臂腿等製作合適的尺寸，也能利用綁帶固定在身體上，方便進行其他活動，用法簡單、保溫效果好、安全性高，加上能重複使用，可說是天然又環保。

- 臉部或局部按摩可使用**點揉手持紅豆球**。
- 外出或活動時可以使用**紅豆暖暖手套**。
- 睡覺時可使用數個**枕型紅豆敷**，蓋上棉被或電熱墊，方便躺臥時長時間溫敷。
- 使用電腦或居家時可使用**襪式腳套**與**肩式紅豆披枕**，方便行動。
- 眼周可使用**紅豆舒壓眼罩**。

紅豆溫敷袋的優點

- 天然蒸氣保溫力強
- 可重複加熱三百至五百次
- 微波加熱，用法簡單
- 溫熱效果持久
- 香味迷人有紓壓作用
- 可依不同部位選擇不同類型紅豆溫敷袋

溫暖倍效的香草與中藥

紅豆溫敷袋除了以紅豆為主要材料，還能加入一些複方材料發揮更多效果。

放入中藥材的紅豆溫敷袋，加熱後藥力會隨着熱力深入脈絡穴道，也會釋放出揮發物質，透過呼吸刺激嗅覺神經，傳至大腦中樞，調節神經活動與內分泌，由外而內幫助人體調理。

原則上建議選擇溫熱性的中藥材搭配紅豆敷使用，但孕婦與皮膚易過敏的人要小心避用過於刺激的藥草。藥草或香草最好使用乾燥品，剪成小塊狀後放入棉袋，再放進紅豆枕中一起加熱，溫敷的效果更好。

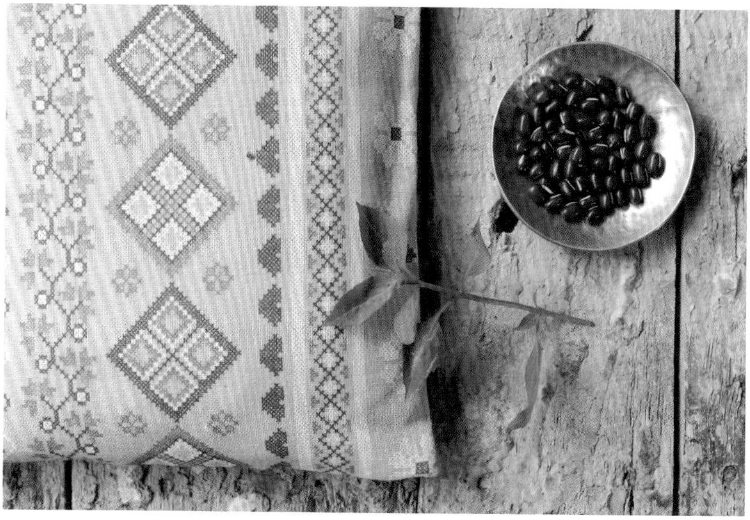

- **生理不順**的女性可以使用艾葉、延胡索或芍藥、玫瑰緩解經痛。
- **手腳冰冷、循環不佳**的人可以使用川芎、乾薑、薰衣草、桂枝活絡筋血。
- **腸胃不容易消化、會脹氣**的人，可以加入陳皮、山楂、丁香，有理氣消脹、消食化積的功能。
- **容易緊張、壓力大**的人，可以加入鼠尾草、薰衣草舒緩緊繃。
- **不易入睡、淺眠**的人可以加入貓薄荷、鼠尾草，這類香草加上紅豆特有的香氣，有很好放鬆交感神經的效果。
- **老年人關節痛**，則可以加入威靈仙、細辛、乾薑、懷牛膝。
- **早上容易水腫的人**，可以加入荷葉、紫蘇葉、陳皮，能夠加強利水消腫功效。
- **容易頭痛的人**，可以加入川芎、細辛、迷迭香、香茅，能夠驅風止痛，增加腦部循環。

香草

玫瑰
調理子宮、鎮定經前症候群、調整女性內分泌

鼠尾草
舒緩緊張、鎮定情緒、解水腫

香茅
減輕頭痛、偏頭痛及神經痛

薰衣草
清熱解毒、舒緩壓力、放鬆肌肉

迷迭香
提神醒腦、減輕頭痛

貓薄荷
幫助入睡、有益發汗

中藥

桂枝
發汗解肌、溫通經脈、助陽化氣

紫蘇葉
發汗解表、行氣寬中

懷牛膝
補肝腎、強筋骨、活血

細辛
驅風散寒

威靈仙
祛風濕、通經絡

艾葉
溫經止血、散寒調經

延胡索
行氣、活血、止痛

陳皮
理氣健脾，燥濕化痰

芍藥
養血調經、益脾、減少平滑肌痙攣

乾薑
益氣助陽、溫經止血、解血虛寒凝

山楂
消食、活血、行氣、化瘀

丁香
溫中降逆、散寒止痛

川芎
活血行氣、祛風止痛

荷葉
治暑濕泄瀉、眩暈、水氣浮腫

紅豆敷初體驗—加溫方式、時間與注意事項

不限紅豆品種，有機的比較好

紅豆生南國，主要產地在氣候溫暖的地區，例如高雄美濃、屏東萬丹，市場主要品種是高雄八號、九號，但以萬丹的品質最好，顆粒飽滿不空心。紅豆是需要用藥的作物，因此最好選用有機無毒的產品，若採買一般市場賣的紅豆，可以在使用前微波、冷卻、再微波，重複約三到五次後再進行溫敷，這樣會讓殘留的農藥揮發快一點，加上氧化反應逐漸分解農藥，使用上比較安全。

不搶熱，有溫就有效

很多人以為溫敷的溫度愈熱愈好，其實身體越寒的人，越不該突然使用太高的溫度。最好一開始比體溫略高，待三到十分鐘後再慢慢提高溫度，突然的爆汗不是件好事，讓身體慢慢加熱、慢慢出汗，才能外到內均勻受熱。

每個人對溫度的耐受度不同，書中穴位提出一般狀態下的建議溫度及加熱時間，但最好找出自己感覺最舒服的溫度進行溫敷，效果最好。

四時溫敷皆有其意義

溫敷從早到晚都可進行，一次時間約三十分鐘，三十分鐘後可以換另一部位溫敷，或是休息十分鐘後再進行同一部位溫敷。若環境、條件不許可，可分段溫敷，每次至少五分鐘。起床時溫敷可消除水腫，喚醒僵硬的肌肉；睡前溫敷可鬆弛緊張的神經與肌肉，代謝白天身體累積的廢物。

冬天時，外在環境寒冷，陽氣閉藏於體內、不容易到達四肢，所以我們四肢會特別容易感覺冷，在冬天溫敷，有溫經通絡、提振體內陽氣、散寒除痺的作用。**夏天更應該要溫敷**，中醫講求冬病夏治，夏天溫敷能讓陽氣透過經絡的氣血直達病處，標本兼治。尤其是最熱的三伏天（註），更是一年之中補充元氣與陽氣最好的時機，對因寒氣而引起的各種疾病，

溫敷禁忌條件與注意事項

溫敷前後要注意水分補充，溫敷時溫度應控制在攝氏40度至48度之間，嬰幼兒或老人建議溫度略低，大概在攝氏39度至45度，可再依每個人的耐受程度調整。某些部位要特別小心，如手腳的皮膚較厚，所以對溫度的耐受度較高，皮膚較薄的部位如脖子，對熱的耐受度就較低，因此需要特別注意溫度不可太高，以免燙傷。

溫敷的好處很多，但仍有一些狀況必須避免，癱瘓者或糖尿病患等對溫度感覺遲緩者，比較容易因過度加熱無危機感而導致燙傷。孕婦敷於肚子周圍時，則可能影響到胎兒，也要特別小心。幫嬰兒溫敷必須由大人操作，亦須小心控制溫度。有外傷、出血性疾病、急性炎症、皮膚炎、血栓靜脈炎者也都不適合溫敷，最好請教醫師或依其指示操作。

如：過敏性鼻炎、氣喘、經痛與久治不癒的痠痛，有很好的舒緩作用。

註：三伏是農曆中夏季長達三十天或四十天的一個時段，是初伏、中伏、末伏的統稱，為一年中最熱的時節。

微波、電鍋加熱二選一

加熱紅豆溫敷袋，微波爐為首選，因其便利快速，且紅豆受熱較均勻。使用微波爐加熱，切記不能有任何金屬材質，也不要使用尼龍或化纖材質，以免高溫釋放有毒物質。溫敷袋放入微波爐加熱，依紅豆量多寡不同，加熱的時間也不同，因為每台微波爐的功率也會有些許落差，剛開始使用的人，最好測試幾次，找出自己家裡微波爐最適合的溫度和加熱時間，再開始嘗試使用。還不熟悉溫度掌握時，可使用紅外線溫度計測量，或分段加溫，調整到最適宜的溫度再使用。

沒有微波爐的人，可以使用電鍋，將紅豆溫敷袋放置於乾燥內鍋中，外鍋則不需放水，按下加熱，待其跳起後再重複按下加熱約二到五次，使溫敷包受熱均勻即可。

微微出汗最有效

因為毛孔汗腺是排出廢棄物、寒氣的出口之一，所以溫敷過程中少量出汗，是身體加強代謝，排除廢棄物及寒氣的自然過程，不須太過擔心。出汗的量以肌膚微微濕潤為宜，若溫敷部位或全身突然大汗淋漓，可能是溫敷提供的能量大於身體能接受的程度，也就是所謂「虛不受補」的情形，這時候須先暫停溫敷，稍作休息及補充水分。若要再進行溫敷，則須將溫度降低，待身體適應後再慢慢提高溫度。

多喝溫水與養生茶

由於溫敷時可能會有出汗的情形，此時要注意適時補充水分。溫敷後三十分鐘內宜補充三百到五百毫升的水，可避免水分流失，也能夠增加體內血液循環並幫助廢棄物排出。

禁止溫敷的狀況

- 喝酒後（體內仍殘留酒精時，禁止使用）
- 無法自行取下或表達不適者（如癱瘓、失智等）
- 對冷熱感遲鈍、有血液循環障礙的人
- 身體有傷口或惡性腫瘤者
- 體內有出血情況
- 糖尿病患者、孕婦、嬰幼兒、敏感性皮膚、外傷、皮膚易化膿者，請先諮詢專科醫生意見。

避免燙傷要留意

- 使用時，如果時間過長或特殊膚質者，「低溫燙傷」的情形仍有可能發生，請務必小心。
- 初次使用者，請詳讀溫敷方式的示範說明，理解禁忌與操作步驟，才能有效發揮作用。
- 溫敷進行時，請盡量放鬆，不要同時做其他事，要能專心注意到自己肌膚受熱的狀況，避免灼傷。
- 一旦感覺到燙，請立即取下紅豆敷，不然可能造成水泡或輕微燙傷。

溫敷前後，則忌喝冰水與有糖分的飲料，最好飲用微溫水，也可自製養生茶飲、花草茶等，例如甘草菊花茶、麥茶等，幫助解渴與提升口感。

用舒服耐用的布材呵護肌膚

溫敷需要高溫加熱，最好避開尼龍、合成纖維材質或混紡製機能布料，選擇純棉、棉麻等天然布料。棉布不像其他化學混紡布料接觸皮膚時，會產生不舒服的刺癢感，透氣性較好，而且因為需要經常加熱，棉布柔軟強韌的纖維特性，也不易變形或鬆弛。另可使用現成的毛巾、襪子、衣服與布質袋子來剪裁製作。

Chapter 2

不瘀不塞，通經活血必敷51穴位

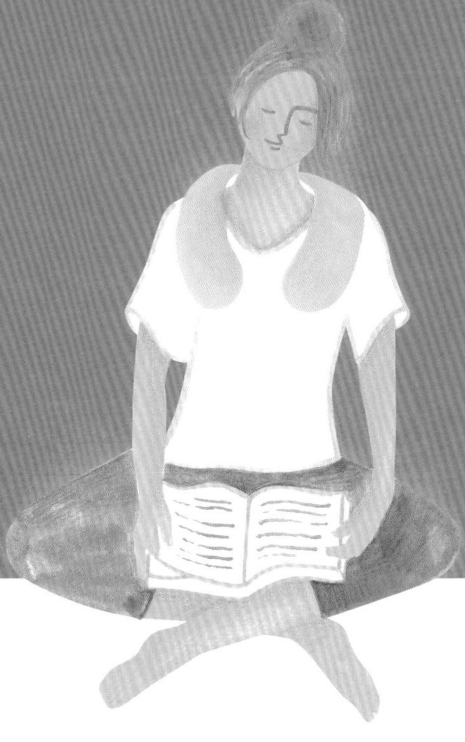

保持適當體溫，避免一再受寒，是維持健康的基礎工作。紅豆穴位溫敷不但簡單便利好操作，也能夠因時、因地、因部位調整溫敷的時間及強度，非常適合現代人作為平時的保養工作。那麼，現在就「集中火力」，一起用熱力體驗人體神奇的解病密碼吧！

用手指量尺找到正確的身體穴位

身體穴位要怎麼找到，方法不難，運用手指頭就可以。因為每個人高矮胖瘦不同、肢體的長度也不同，所以度量尋穴我們使用「同身寸」為單位，就是以自己的手指寬度為標準，而非公制或英制的寸，不但準確，也不需要使用其他的工具，非常方便。

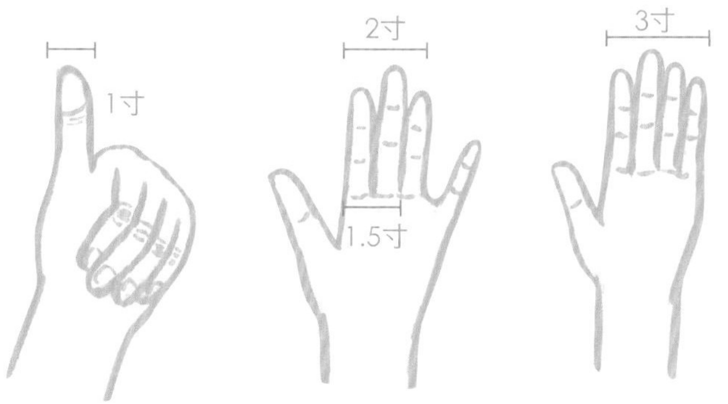

1寸：大姆指第1指節的橫寬。

1.5：食指、中指的總橫寬（以食指第2節橫向量度）。

2寸：食指、中指及無名指的總橫寬（以食指第2節橫向量度）。

3寸：食指、中指、無名指及小指的總橫寬（以食指第2節橫向量度）。

溫敷袋形式變化與使用部位配搭

人體的構造非常精妙，各種臟器、肌肉、骨骼，以及虛形實存的複雜氣血循環系統，彼此間形成經絡與穴位，為中醫用來養生治病的重要根源。人體有十四條經脈，這十四經脈的穴道共有三百六十一個，加上奇穴和新穴，總數族繁不及備載。為了便於大家日常實踐，本書找出施用熱敷保養最具效益的五十一個穴位，只要照著一個個穴位來溫敷保養，身體一定會日益健朗起來。

由於五十一個穴位分別為處於人體的頭、胸、腹、腿、手腳等各部位，溫敷袋也可因應做成各種方便使用的變化型式和配件，包括以下六種：點揉紅豆球、枕型紅豆敷、肩式披枕、襪式腳套、舒壓眼罩、暖手套。於書後更有詳細的製作版型介紹，讓大家可以輕鬆學會製作自己專屬的紅豆溫敷袋。

1 頭部

風府

解頭風寒毒的重要門戶

有句俗話是這麼說：「神仙也怕腦後風」，因為後腦頭部及頸部交會處是最容易受風寒邪入侵的地方。其中風府穴又是寒氣進入頭部的關鍵點，冬天戴圍巾包覆這個部位擋住冷風，就不容易受風感冒。

感冒、落枕、洗完頭沒吹乾濕氣造成的頭痛，可以溫敷風府促進寒氣排除，敷後會覺得頭腦特別清醒，不再昏昏沈沈。

這個穴道是不宜艾灸的，但可以溫敷。頭部的穴位不適合用太高的溫度熱敷，最好以較低的熱度拉長溫敷時間。

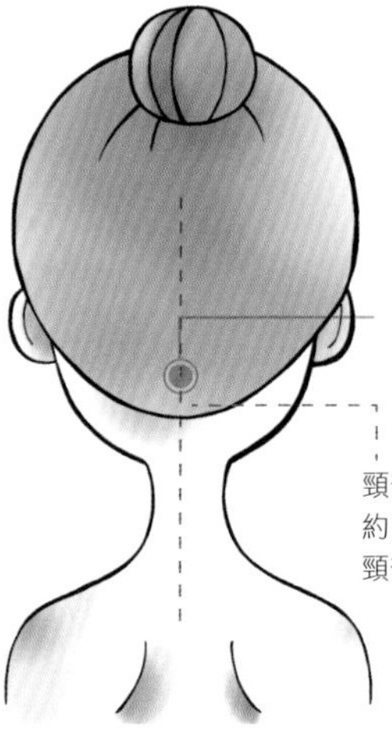
風府
頸部中線上，髮際上約1寸處，在頭部和頸部交接的凹陷處

穴道位置

- 頸部正中線上，髮際上約1寸處，在頭部和頸部交接的凹陷處。
- 又叫「鬼穴」，意思是濕冷水氣易聚散的位置。

使用工具	溫敷時間	加熱功率
點揉紅豆球 30-40秒	每次5-10分鐘	700W

2 頭部

風池

對付後腦頸部疼痛最有效

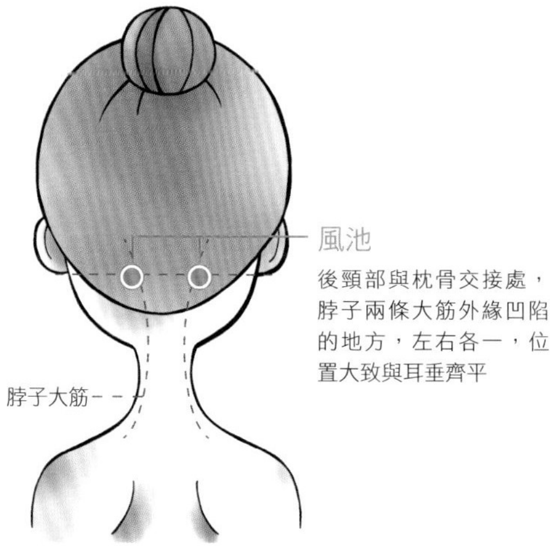
風池
後頸部與枕骨交接處，脖子兩條大筋外緣凹陷的地方，左右各一，位置大致與耳垂齊平
脖子大筋

「風為百病之長」，吹了風，寒氣入侵，風池穴會常有脹痛感，若是此處阻塞，使氣血無法上達頭部，也會有頭痛、頭暈脹、甚至耳鳴的症狀。此時溫敷風池驅逐寒氣、使氣血暢通，對於這些症狀有很好的改善。

風池穴為頸部斜方肌與胸鎖乳突肌之間的凹陷處，使用手機、電腦姿勢不正確而導致的頸肩酸痛，熱敷及按壓風池有放鬆頸部肌肉的效果。

過敏或受寒導致的鼻塞，可以溫敷風池穴及迎香穴各十分鐘，再按揉迎香穴三分鐘，鼻子很快就會通了。

穴道位置

- 後頸部與枕骨交接處，脖子後方兩條大筋外緣凹陷的地方，左右各一，位置大致與耳垂齊平。
- 有足少陽膽經、手少陽三焦經、陽維脈等三條經脈在這裡交會。
- 又叫「熱府穴」，受熱會將水濕寒氣化散為陽熱，輸送到頭頸部位。

使用工具	溫敷時間	加熱功率
點揉紅豆球 30-40秒	每次10分鐘	700W
枕型紅豆敷 3分-3分20秒	一天2-3次	

3 頭部

百會

全身陽氣的發電機

百會穴是諸陽的首穴，常常溫敷百會，能幫助提振全身的陽氣。對於生長中的孩子，每天溫敷揉按百會穴能幫助孩子長高、身體強壯。

常常頭昏腦脹，思考時腦筋卡住轉不過來的人，溫敷百會能活化腦部機能、醒腦開竅。也有研究顯示，刺激百會穴能改善老年性痴呆以及血管性痴呆的問題。

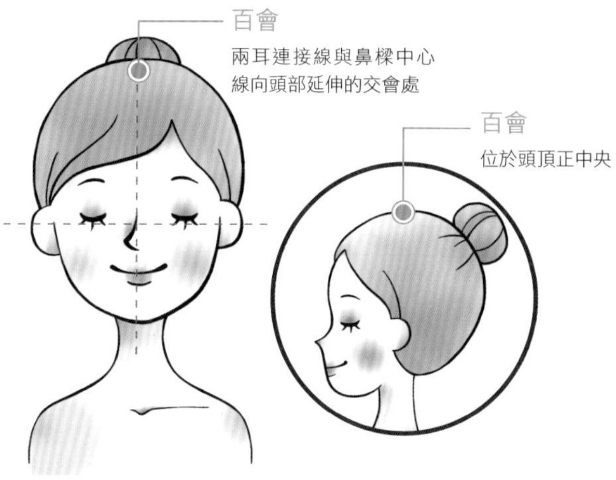

百會
兩耳連接線與鼻樑中心
線向頭部延伸的交會處
百會
位於頭頂正中央

穴道位置

- 位於頭頂正中央，兩耳連接線與鼻樑中心線向頭部延伸的交會處。
- 與頭部最敏感的部位相通，受刺激能活化大腦皮層。
- 俗稱的「天靈蓋」，是治療中風的重要穴位。

使用工具	溫敷時間	加熱功率
點揉紅豆球 30-40秒	每次10分鐘 一天2-3次	700W

4 太陽

頭部

甩開反覆發作的偏頭痛

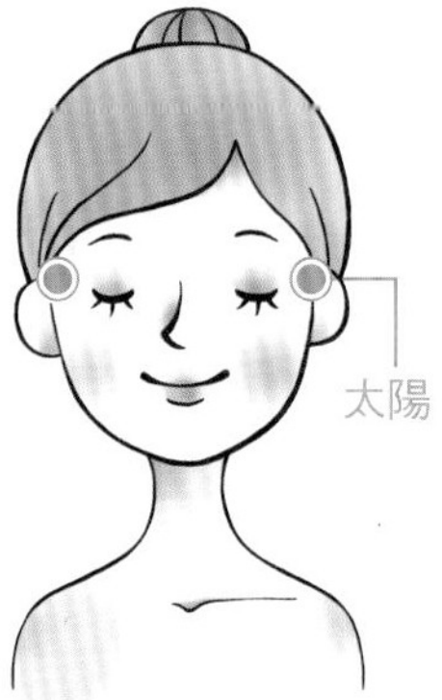

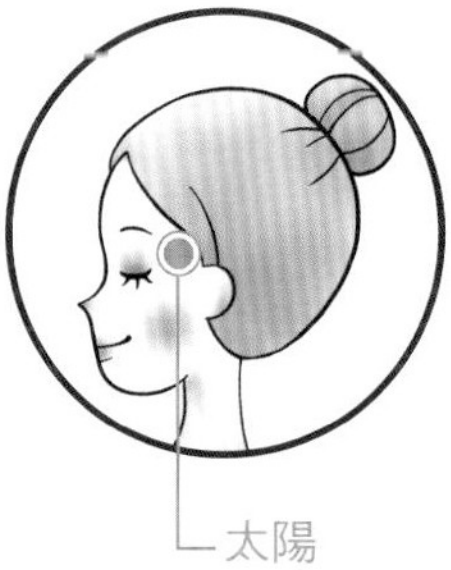

眉梢及外眼角中間，向後約1.5寸的明顯凹陷處

穴道位置

- 位於頭部側面，在眉梢及外眼角中間向後約1.5寸的明顯凹陷處。
- 為頂骨、顴骨、蝶骨及顳骨四塊頭骨的交會之處，是頭骨最薄弱的部位，按摩該處時，力量會沿著幾條骨縫傳遞到整個頭部。

有發作過偏頭痛的人都知道這是一種非常難受、劇烈的頭痛。大部分發作是一側太陽穴，但是三分之一的人發作也可以是兩側。疼痛性質為「搏動」式的疼痛，發作有時會伴隨噁心、嘔吐。

在我的經驗中，許多偏頭痛是因為顳肌及胸鎖乳突肌附著處緊繃造成，放鬆這兩處肌肉對於偏頭痛預防及治療有很好的效果，做法是平時或是有偏頭痛前兆時溫敷太陽穴及耳後翼風穴各五分鐘，並用食指指結按壓五分鐘，溫敷及按壓請平時就要做，效果才會好。

使用工具	溫敷時間	加熱功率
點揉紅豆球　30-40秒	每邊每次5分鐘 一天1-2次	700W

5 神庭

頭部

神清才能氣爽

容易頭暈、暈車、暈船、驚悸、精神無法安定的人，早上溫敷神庭有調理元氣的作用，晚上溫敷則能安神助眠。成長中的孩子經常溫敷這個穴道，也能減少躁進、提高學習效率。

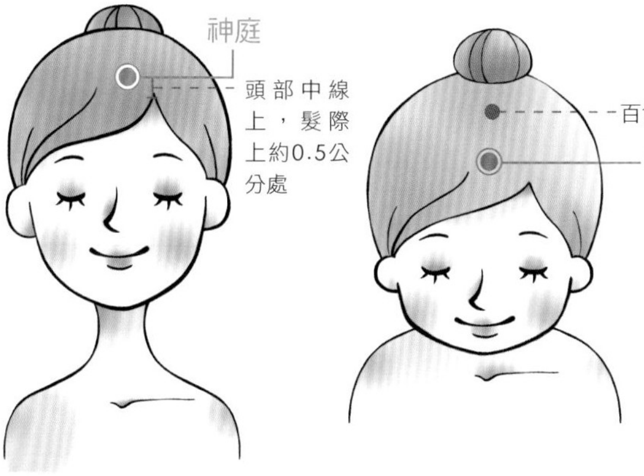
神庭
頭部中線上，髮際上約0.5公分處
百會
神庭

穴道位置

- 神庭穴位在頭部中線上，髮際上約0.5寸處。
- 庭，庭院也，聚散之所也。該穴名意指督脈的上行之氣在此聚集。
- 主要功能在於調控神經系統，安定心神，也叫「聰明穴」，經常刺激可使思路清晰、反應變快。
- 「精氣神藏於丹田，丹田無火能使百體溫，無水能使臟腑潤」，神庭被稱做是「上丹田」，也就是我們元神所在。

使用工具	溫敷時間	加熱功率
點揉紅豆球 30-40秒	每次8分鐘 一天1-2次	700W

6 頭部

頭維
舒緩精神緊張前額痛

壓力大或睡眠不足時產生的頭痛、三叉神經痛、臉部痙攣等，可以溫敷頭維十分鐘後稍作按摩五分鐘。有調整頭部血管功能及調節腦神經的作用。

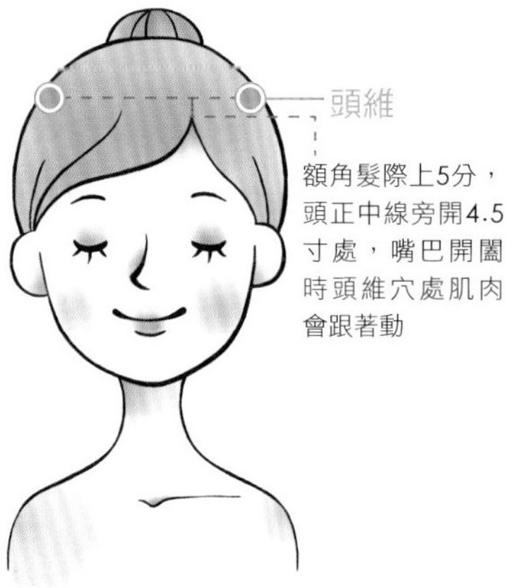
頭維
額角髮際上5分，
頭正中線旁開4.5
寸處，嘴巴開闔
時頭維穴處肌肉
會跟著動

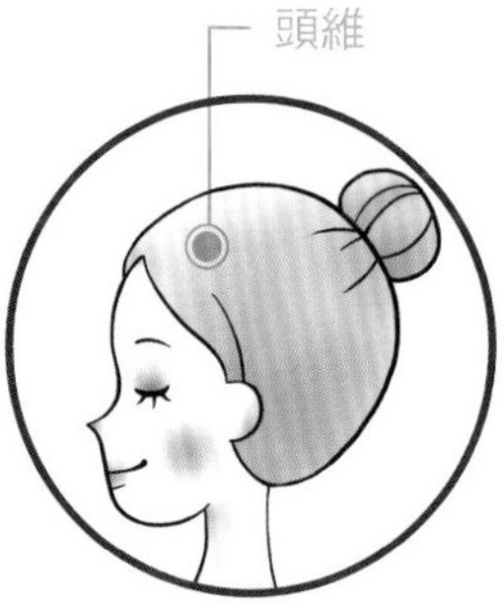
頭維

穴道位置

- 在頭部側邊，額角髮際上5分，頭正中線旁開4.5寸處，嘴巴開闔時頭維穴處肌肉會跟著動。
- 屬於胃經在頭部的穴道，是足陽明胃經與足少陽膽經、陽維脈的交會穴。

使用工具	溫敷時間	加熱功率
點揉紅豆球 30-40秒	每邊每次10分鐘 一天2-3次	700W

7 臉部

晴明

增進淚腺分泌、降眼壓

久戴隱性眼鏡、使用手機或觀看電腦螢幕時間過長，使眼睛乾澀及疲勞的人務必每天晚上溫敷睛明穴，可促進淚腺分泌、讓眼睛保持濕潤及光澤，並有減低眼壓的功能。

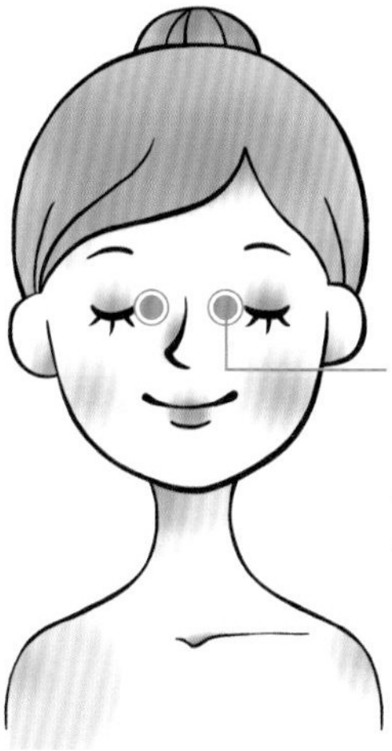

穴道位置

- 內眼角與鼻樑中間的凹陷處，距內眼角0.1寸，手指按住上下按壓時會覺得微微痠痛。
- 睛明是膀胱經的第一穴，膀胱經之血由睛明提供於眼睛，眼睛受血而能視，變得明亮清澈，故名睛明。
- 眼周按摩的起始點。

使用工具		溫敷時間	加熱功率
點揉紅豆球	30秒-40秒	每邊每次3分鐘	700W
舒壓眼罩	20秒	眼睛疲勞時隨時可敷	

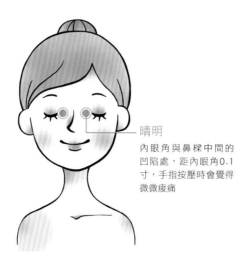

8 臉部

攢竹

放鬆眼肌、改善眼瞼跳動

長時間專注用眼，看東西不容易集中，眼睛周圍有緊繃感，眼瞼不自覺跳動的人，可以加強溫敷攢竹。尤其秋冬時前額常覺得緊緊悶悶，或受鼻過敏影響而頭昏腦脹時，可以每天早晚以食指節按壓攢竹三分鐘後溫敷三分鐘，舒緩效果很好。

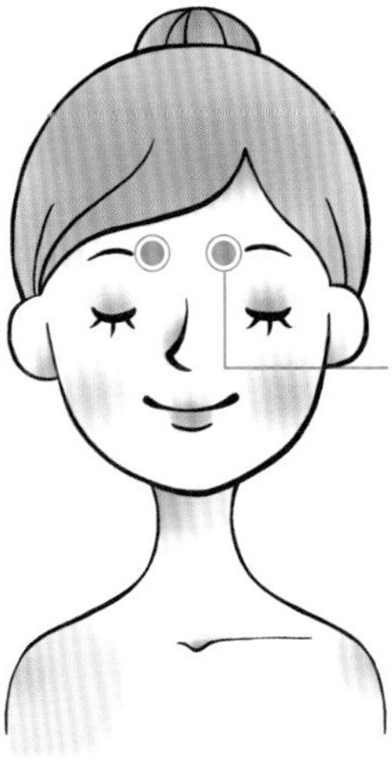

穴道位置

- 眉頭上靠近鼻子側的凹陷處，輕按會有痠痛的感覺。
- 不自覺皺眉而產生的眉間紋，是因為肌肉收縮過多引起的，容易讓人看起來老態又嚴肅，溫敷攢竹穴可增加血液循環，改善眉間紋。
- 由眉骨下方呈45度角向上按壓溫敷的效果最明顯。

使用工具		溫敷時間	加熱功率
點揉紅豆球	30秒-40秒	每邊每次3分鐘	700W
舒壓眼罩	20秒	一天1-2次	

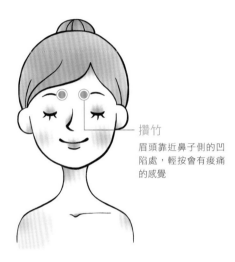

9

臉部

承泣

拒絕泡泡金魚眼

溫敷承泣可以改善因脾胃虛弱、熬夜、疲勞造成的眼睛浮腫。建議睡前及起床後溫敷三分鐘，可以促進氣血循環，消除眼部水腫，對於年紀增長造成的眼袋也有預防的作用。

需注意的是眼睛四周的肌膚很脆弱，不適合大力按壓或使用過高的溫度熱敷太久。

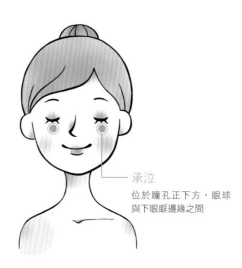

穴道位置

- 位於瞳孔正下方，眼球與下眼眶邊緣之間。
- 承泣穴是胃經最靠近眼睛的穴位，胃經多氣多血，氣血藉由承泣上於眼，脾胃氣血不足者，眼睛常容易泡腫。

使用工具		溫敷時間	加熱功率
點揉紅豆球	30-40秒	每邊每次3分鐘	700W
舒壓眼罩	20秒	早晚各1次	

10 臉部

頰車

放鬆牙關，國字臉不用愁

睡覺時磨牙、喜歡吃咬食物、長期使用固定側咬食，容易使咀嚼肌發達，形成國字臉，嚴重者有些人會產生「顳顎關節症候群」，症狀如：打哈欠時耳朵附近會痛、發出喀喀聲、吃東西時，嘴巴張不開、咬不動，耳朵附近的肌肉會緊繃、疼痛等等。

頰車穴位於咀嚼肌上，常常溫敷頰車穴可以放鬆咀嚼肌，預防顳顎關節症候群發生。因咀嚼肌發達而造成的國字臉，溫敷此穴也有減緩的效果。

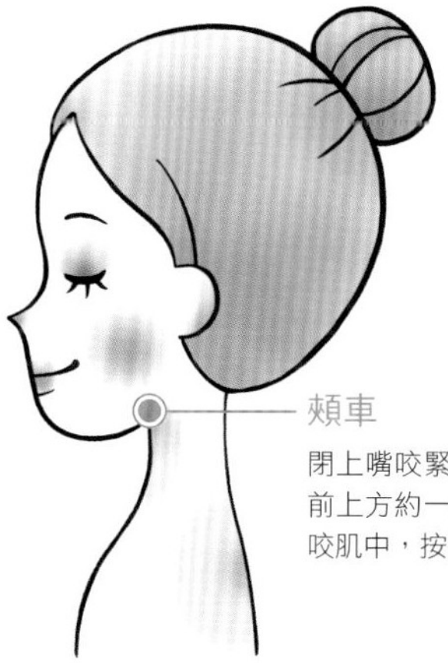
頰車
閉上嘴咬緊牙關，在下頷角前上方約一橫指（中指），咬肌中，按壓時有凹陷處

穴道位置

- 閉上嘴咬緊牙關，在下頷角旁會有一塊突起的肌肉，按壓時有凹陷處。
- 找穴時要咬牙，但溫敷按摩時要放鬆嘴巴的力量。敷的溫度可以比眼周穴道稍高，按摩的力道要大一點。

使用工具

點揉紅豆球 30-40秒

枕型紅豆敷 3分-3分20秒

溫敷時間

每邊每次5分鐘

一天1-2次

加熱功率

700W

11
臉部

迎香

改善法令紋及鼻子不適

受鼻過敏困擾而有流鼻水、鼻塞等狀況時，按壓溫敷迎香穴，有助緩解不適。常溫敷也可改善法令紋及臉浮腫，長期下來會發現臉色特別紅潤。溫敷時可連同風池、攢竹穴一起溫敷，效果更好。

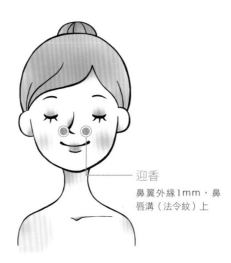

穴道位置

- 鼻翼外緣1mm，鼻唇溝（法令紋）上。
- 按壓時會出現痠麻脹感，再加重一點力道的話，痠脹感則直達鼻中。
- 屬手陽明大腸經和足陽明胃經在此穴相交會。

使用工具	溫敷時間	加熱功率
點揉紅豆球 30-40秒	每邊每次3-5分鐘 一天2-3次	700W

12 翳風

臉部

減少耳鳴、增加聽力

顏面神經痲痹、耳鳴、聽力減退，若是由「風」、「寒」或耳部循環不良所引起，使用翳風穴治療有很好的效果。

治療方式為先按壓再溫敷，食指彎曲以指結頂住穴位，上下推揉三十次，再換邊操作，以產生痠痛感但身體能接受為原則，按壓後溫敷五至八分鐘。持續操作可改善耳部氣血循環，增加聽力及減少耳鳴。

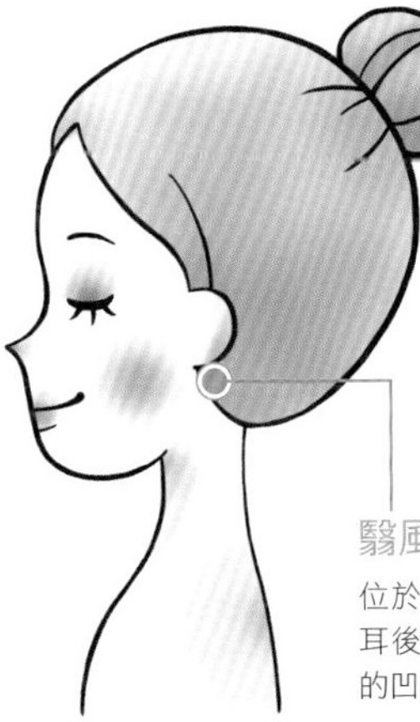
翳風
位於耳垂後方耳根部，
耳後高骨和下頷角之間
的凹陷中

穴道位置

- 位於耳垂後方耳根部，耳後高骨和下頷角之間的凹陷中。
- 「翳」，為羽扇的意思，「翳風」表示能治耳部的風邪。
- 具有活血、袪風、通絡、通竅醒神的功效，可增加耳部循環，增加聽力及減少耳鳴。也可減少偏頭痛產生的悶脹疼。

使用工具	溫敷時間	加熱功率
點揉紅豆球 30-40秒	每邊每次5-8分鐘 一天1-3次	700W

13 頸肩

肩井

解除肩頭千斤擔

坐姿、睡姿不良時容易使肩頸肌肉如：斜方肌、提肩胛肌緊繃痠痛，而按摩熱敷肩井穴可以放鬆此兩塊肌肉。方法為每日早晚緩緩前後轉動頸項10次，再左右轉動頸項十次使肌肉放鬆後，按壓左右肩井穴各十下，力道要稍微用力至有酸脹感，再進行十五分鐘的肩井穴溫敷，可減輕痠痛與改善睡眠。

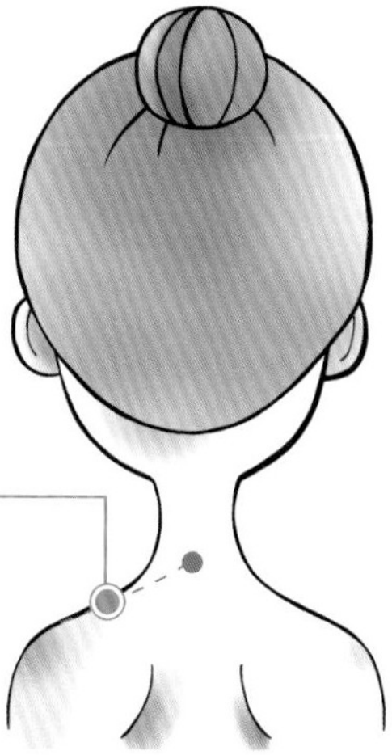

穴道位置

- 位於肩膀正中央凸起處，肩膀到脖子頸椎的中間點就是肩井穴。
- 紓解脖子轉動不利及肩膀不適，改善長期累積的氣血不順。

使用工具		溫敷時間	加熱功率
點揉紅豆球	30-40秒	每邊每次10分鐘	800W
枕型紅豆敷	3分20秒	早晚各1次	
肩式紅豆披枕	4分30秒		

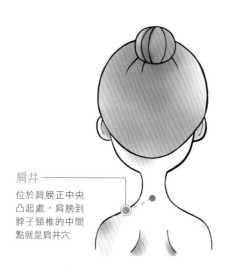

14 大椎

頸肩

陽氣俱足寒氣自除

大椎穴又名百勞穴，意指其穴能補虛治勞。凡舉陽氣不足的各種症狀都可以溫敷大椎穴來補陽逐寒，尤其對於肺寒咳嗽、預防頸椎病、腦供血不足是首選要穴。

溫敷時可以採坐姿或趴臥姿勢，使用點揉紅豆球或枕型紅豆敷溫敷，每次十至十五分鐘，溫敷後會感覺全身都暖和了起來。

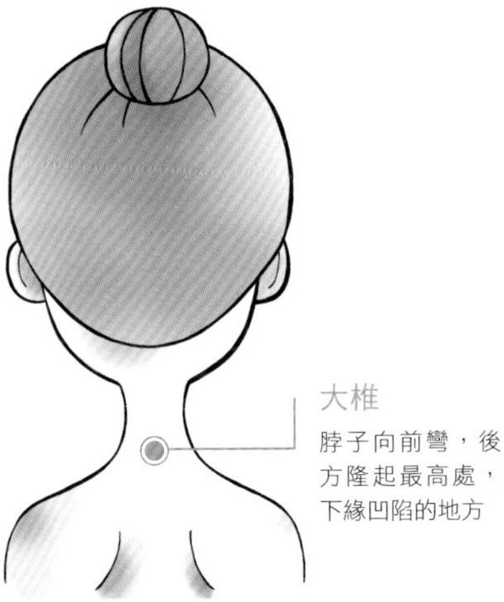
大椎
脖子向前彎，後
方隆起最高處，
下緣凹陷的地方

穴道位置

- 位在第七頸椎與第一胸椎棘突之間。為脖子後方隆起最高處之下緣凹陷的地方。
- 大椎穴位在督脈上，是手足三陽經跟督脈的交會穴，也是陽氣上升到頭部的樞紐。
- 督脈在人體背面，有督促全身陽氣作用，大椎是督脈上的重要穴位，又稱陽中之陽，具有強大的統率陽氣之作用。

使用工具		溫敷時間	加熱功率
點揉紅豆球	30-40秒	每次10-15分鐘	800W
枕型紅豆敷	3分10秒	一天1次-3次	

15 天宗

頸肩

放鬆肩膀肌肉、疏通乳腺豐胸

天宗穴位於肩胛骨的棘下肌中，若此處緊繃會造成上臂及背部疼痛，按壓溫敷天宗穴可放鬆肩背肌肉，淋浴後睡覺前，向後轉動肩關節十五次，按壓雙側天宗各十下再採趴臥姿勢每邊溫敷十分鐘，效果最好。

天宗穴也是通乳豐胸奇穴，常刺激有助豐胸，產後媽媽要暢通乳腺、分泌乳汁也可多按摩溫敷此處。

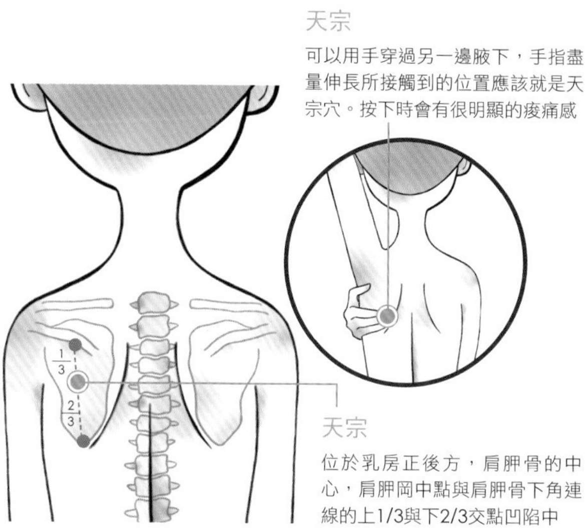

天宗
可以用手穿過另一邊腋下，手指盡量伸長所接觸到的位置應該就是天宗穴。按下時會有很明顯的痠痛感
1/3
2/3
天宗
位於乳房正後方，肩胛骨的中心，肩胛岡中點與肩胛骨下角連線的上1/3與下2/3交點凹陷中

穴道位置

- 位於乳房正後方，肩胛骨的中心，肩胛岡中點與肩胛骨下角連線的上1/3與下2/3交點凹陷中。
- 取穴時可以用手穿過另一邊腋下，手指盡量伸長所接觸到的位置應就是天宗穴。按下時會有很明顯的酸痛感。

使用工具		溫敷時間	加熱功率
點枕型紅豆敷	3分20秒	每邊每次10分鐘	800W
肩式紅豆披枕	4分30秒	一天1-2次	

16 頸肩

肩髎

遠離五十肩不卡卡

許多主婦及運動員都有「肩關節夾擠症候群」的困擾，症狀為肩關節活動時疼痛，無法梳頭、穿衣，嚴重時連手都舉不起來，甚至睡覺碰到會痛醒，進一步可能會造成沾黏，形成五十肩。

經常溫敷肩髎穴四周，能夠放鬆肩部的大圓肌、小圓肌、棘下肌，增加肩關節血液循環，預防及改善肩關節夾擠症候群，搭配天宗穴溫敷效果更好。

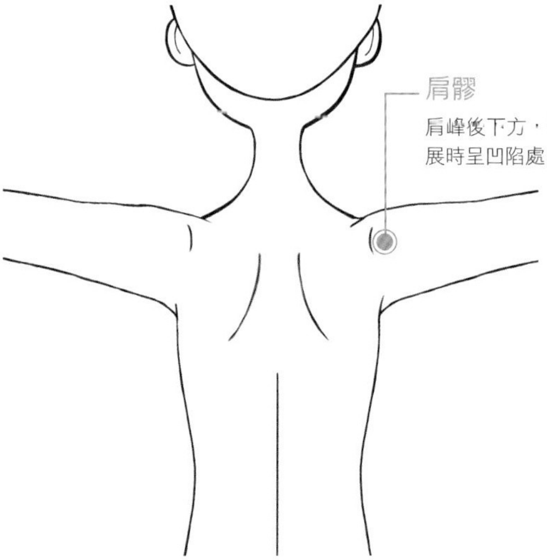

穴道位置

- 肩後三角肌上部，肩峰後下方，舉臂外展時呈凹陷處。

使用工具

點揉紅豆球 30-40秒
枕型紅豆敷 3分20秒

溫敷時間

每邊每次10分鐘
一天1-3次

加熱功率

800W

17 手臂

陽谿

媽媽手要穴

媽媽手症狀為大拇指近手腕處持續腫脹、疼痛，發炎腫脹會使大拇指活動受限，多發生在常常需要使用手腕及手指的人，如：家庭婦女和以手工操作為主的人。

對於這類的人，溫敷陽谿穴可以預防媽媽手發生，若已經有媽媽手，更應該早晚溫敷，並且搭配護腕使用，可加速痊癒。

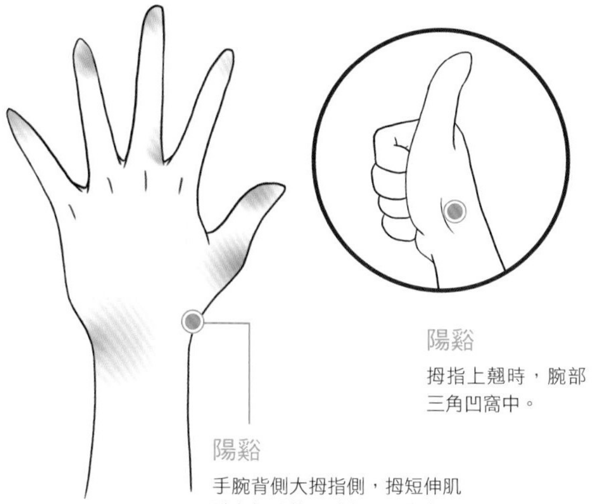
陽谿
拇指上翹時，腕部三角凹窩中。
陽谿
手腕背側大拇指側，拇短伸肌腱與拇長伸肌腱之間凹陷處。

穴道位置

- 手腕背側大拇指側，拇短伸肌腱與拇長伸肌腱之間凹陷處，拇指上翹時，腕部三角凹窩中。

使用工具	溫敷時間	加熱功率
點揉紅豆球 30-40秒	每次8-10分鐘	700W

18 手三里

手臂

腰扭傷、3C控電腦手必按穴

手三里又稱「扭傷穴」，左腰扭傷時，可以取對側的手三里穴，按壓右手手三里穴十五下，一邊輕輕轉動扭傷部位，再熱敷右手手三里十分鐘，能有效放鬆腰部肌肉。手三里還能治療手臂無力、痠麻痛的症狀，定期溫敷與按壓手三里，能夠疏通上肢氣血，對於中風造成的手臂活動不利，有一定的幫助。

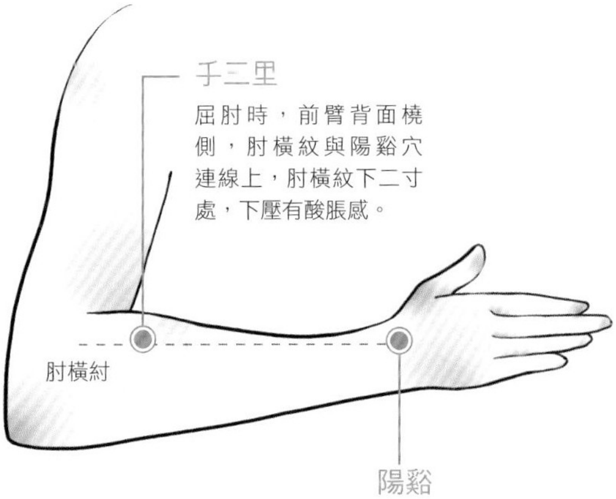
手三里
屈肘時，前臂背面橈側，肘橫紋與陽谿穴連線上，肘橫紋下二寸處，下壓有酸脹感。
肘橫紋
陽谿

穴道位置

- 屈肘時，前臂背面橈側，肘橫紋與陽谿穴連線上，肘橫紋下2寸處，下壓有酸脹感。

使用工具	溫敷時間	加熱功率
點揉紅豆球 30-40秒	每次8-10分鐘	700W

19 手掌

合谷

頭面止痛好好用

中醫有句話叫「面口合谷收」，意思是刺激合谷對於頭面部的痛症有很好的止痛效果，頭痛、牙齒痛、耳內痛效果尤佳。若是一側頭痛或牙痛時我們可以按壓對側的合谷十五下，需大力按壓至友酸脹感，再熱敷十分鐘，能達到止痛的效果。

溫敷合谷穴還有通經活絡的效果，可以治療四肢關節不利，半身不遂，痙攣麻痹等症狀。

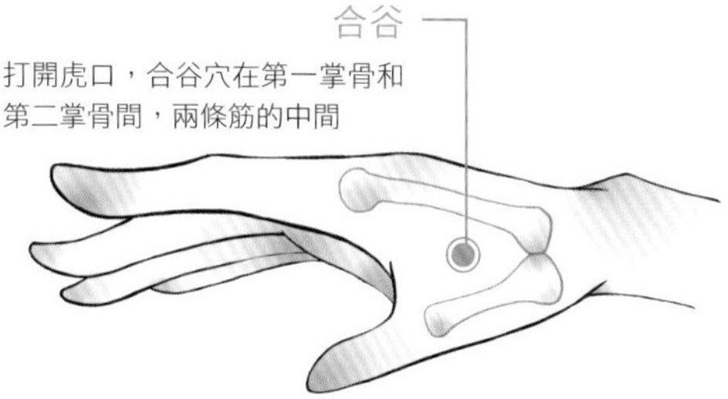
合谷
打開虎口，合谷穴在第一掌骨和
第二掌骨間，兩條筋的中間

穴道位置

- 打開虎口，合谷穴在第一掌和第二掌骨間，兩條筋的中間。
- 手陽明大腸經上的穴道，又稱「虎口」，是全身反應最大的刺激點。

使用工具	溫敷時間	加熱功率
點揉紅豆球 30-40秒	每次8-10分鐘	700W

20 內關

手掌

解胸悶心悸、打嗝反胃的好幫手

內關穴對於心律有雙向調節的作用，若是心律過緩，溫敷內關穴有增加心跳的效果，若心律過速，則有降低心律的效果。有胸悶心悸症狀時，可以按揉內關穴十下後溫敷五分鐘，一邊深吸深吐氣，可以緩解不適感。

容易有胃部氣上逆症狀，如：打嗝、胃食道逆流、反胃孕吐的人常溫敷內關穴可以有和胃降逆的效果。

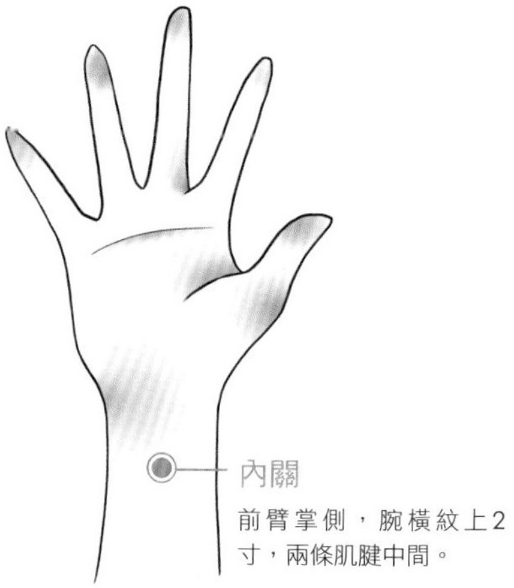

穴道位置

- 前臂掌側，腕橫紋上2寸，兩條肌腱中間。
- 內關穴為心包經的絡穴，通陰維脈，「陰維有病，苦心痛」，故內關穴為治療心病之要穴。

使用工具	溫敷時間	加熱功率
點揉紅豆球 30-40秒	每次5分鐘	700W

21

腋下

極泉

促進淋巴代謝

腋下是淋巴容易阻塞的地方，一旦阻塞使代謝廢棄物不能及時排出，會造成氣滯血瘀而影響健康，對於女性的乳腺引響尤甚。溫敷極泉可以幫助腋下血液及淋巴流動，加速排出體內廢物。

先將食指與中指併攏，並且用彈撥的方式按壓左右極泉各二十下，力道可稍大至有痠脹感，然後溫敷十五分鐘，最後飲用溫熱水促進代謝。

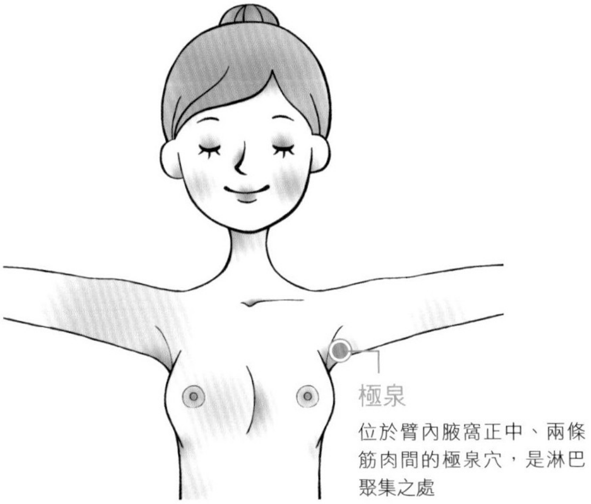

極泉
位於臂內腋窩正中、兩條筋肉間的極泉穴，是淋巴聚集之處

穴道位置

- 位於臂內腋窩正中、兩條筋肉間的極泉穴，是淋巴聚集之處。
- 是心經的重要穴位，可以袪除心臟的火鬱熱毒。

使用工具	溫敷時間	加熱功率
點揉紅豆球 30-40秒	每次15分鐘	800W

22 膻中

胸腹

解決胸悶氣不順

有心煩不順遂的事時，常常會覺得胸中好像壓了一塊石頭一樣悶悶重重的，這時候可以用拇指規律輕柔的迴旋揉膻中穴五分鐘，再溫敷十分鐘，對於煩躁不安、呼吸不順等問題有緩解作用。

膻中也是補氣補虛的要穴，像是氣虛、易喘、易累都能藉由溫敷膻中達到補陽氣的效果。

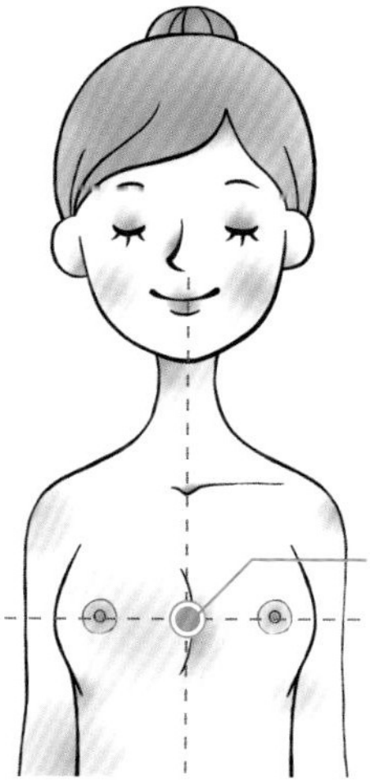

穴道位置

- 位於身體中線與兩乳頭連線的交叉點。
- 所謂「氣會膻中」，膻中穴能調治一切氣不順，胸悶、胸痛、心悸問題。有舒肝理氣、開鬱散結的作用。

使用工具	溫敷時間	加熱功率
點揉紅豆球 30-40秒 枕型紅豆敷 3分20秒	每次8-10分鐘	700W

23 中脘

胸腹

調理胃病第一穴

吃涼食、過油過量引起的消化不良，或是因情緒、生活習慣不好造成的腹疼胃痛、脹氣、胃酸過多，可以用中指及食指兩指合併按揉中脘穴十秒後鬆開，持續十至十五下後再溫敷十分鐘，對於消化不良有很好的改善。

因脾胃功能差而出現眼睛或臉部水腫的情形，按揉中脘有消腫作用。

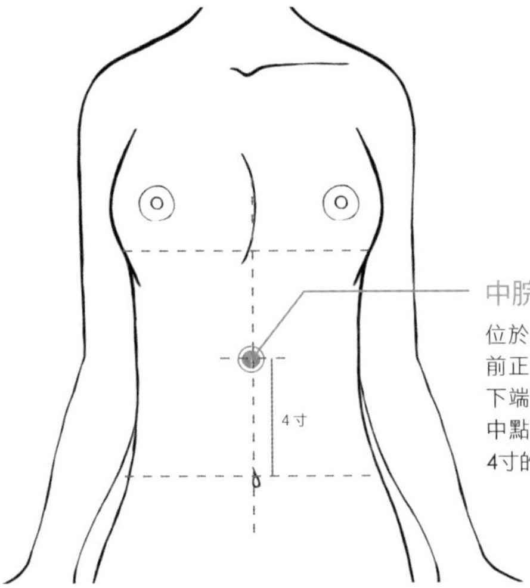

中脘
位於人體上腹部，
前正中線上，胸骨
下端和肚臍連接線
中點。或肚臍上約
4寸的位置
4寸

穴道位置

- 位於人體上腹部，前正中線上，胸骨下端和肚臍連接線中點。或肚臍上約4寸的位置。
- 刺激中脘，能增強胃蠕動，幫助消化。
- 因脾胃功能差而出現眼睛或臉部水腫的情形，按揉中脘有消腫作用。

使用工具	溫敷時間	加熱功率
點揉紅豆球 30-40秒 枕型紅豆敷 3分20秒	每次10-15分鐘 一天1-2次	700W

24 水分

胸腹

消除水腫有奇效

喜歡吃涼食冰飲容易造成脾胃虛及寒濕水腫。這類型的人晨起臉及眼睛容易腫腫泡泡的，手也會較為緊繃，平常有易累、嗜睡的感覺，可以經常溫敷水分穴，有助體內水分流動及代謝。

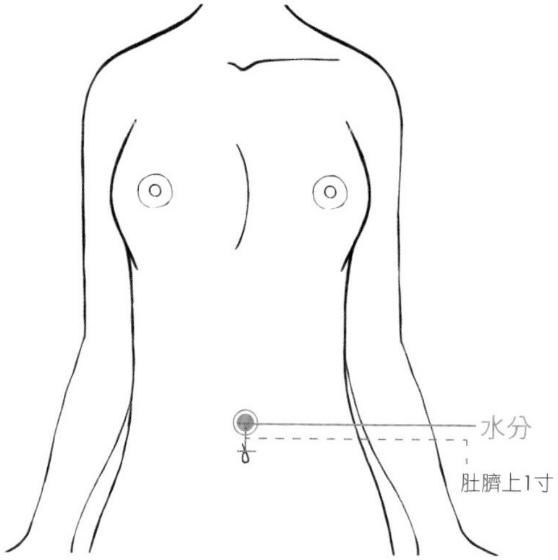

穴道位置

- 肚臍上1寸，屬任脈。
- 有助於水分代謝，對於臉部、全身或四肢各種水腫問題有特效。

使用工具

點揉紅豆球 30-40秒
枕型紅豆敷 3分20秒

溫敷時間

每次10分鐘

加熱功率

800W

25
胸腹

神闕

通陽氣、利腎氣

神闕穴即為肚臍，是體表最貼近腹膜的地方，因為臍下沒有肌肉和脂肪，皮膚腹膜直接相，血管多、敏感度高，是很好的溫敷穴位。

神闕有調和陰陽、溫陽救逆的特效，尤其補益腎的陽氣，凡舉各種陽虛寒氣盛的症狀如：生殖功能不足、水瀉、畏寒怕冷，溫敷神闕都有很好的溫養作用。

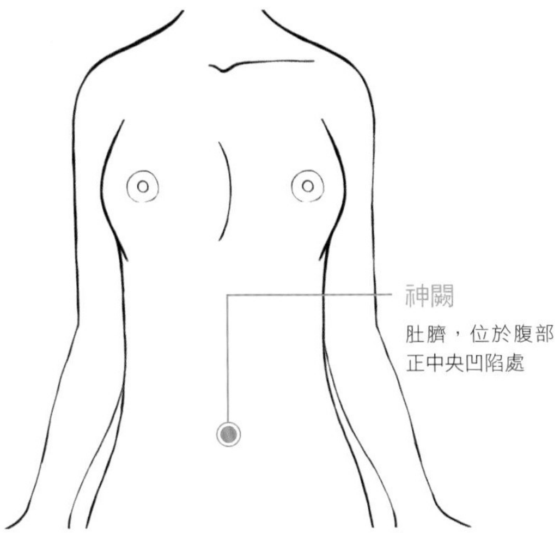

穴道位置

- 肚臍，位於腹部正中央凹陷處。
- 胎兒從母體獲得營養的通道，很容易受寒，但同時也最便於溫養。
- 神闕為任脈上的陽穴，與督脈上的陽穴「命門穴」，二穴前後相連，陰陽和合，是生命能源的要處。

使用工具	溫敷時間	加熱功率
點揉紅豆球　30-40秒	每次10分鐘	700W

26 帶脈

骨盆

專治腹部游泳圈的婦科萬能穴

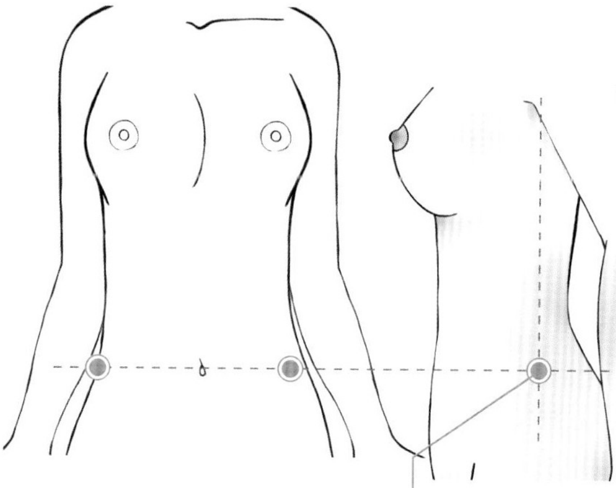

以肚臍為中心畫一橫線，以腋下為起點畫直線，二線交叉點就是帶脈穴

穴道位置

- 以肚臍為中心畫一橫線，以腋下為起點畫直線，二線交叉點就是帶脈穴。
- 「帶脈」是位於腰腹之間，人體唯一橫向運行的脈絡。「帶脈穴」則是位於帶脈上的主要穴道，是帶脈與膽經的交會，有「婦科萬能穴」之稱。

帶脈的主要功能是「約束諸經」，讓我們的腰腹和骨盆子宮經絡氣血運行正常。如果帶脈出問題，中醫稱之為「帶脈不引」，會誘發婦科病症，包括月經不調、崩漏、帶下等，也容易有腰部肥胖的問題。

此外，女性比男性容易在腰間有一圈肥油，這一圈肥油正好是帶脈穴的位置，想增加腰間脂肪的代謝，得讓「帶脈」變得通暢起來，可以手握拳敲打帶脈穴二十下後溫敷十五分鐘，來活絡帶脈，增加骨盆子宮機能，減少腰部脂肪堆積。

使用工具	溫敷時間	加熱功率
枕型紅豆敷 3分20秒	每次10-15分鐘	1000W

27

骨盆

氣海

補氣養血長得高、不顯老

氣海為氣血雙補之穴。「血」為身體滋養的基質，「氣」為推動血的能量，二者缺一不可。所以我常常建議體質較弱的小朋友、老年人常常溫敷氣海穴。老年人溫敷有延年益壽、提高免疫力的功能；兒童及青少年溫敷，能夠幫助生長發育。

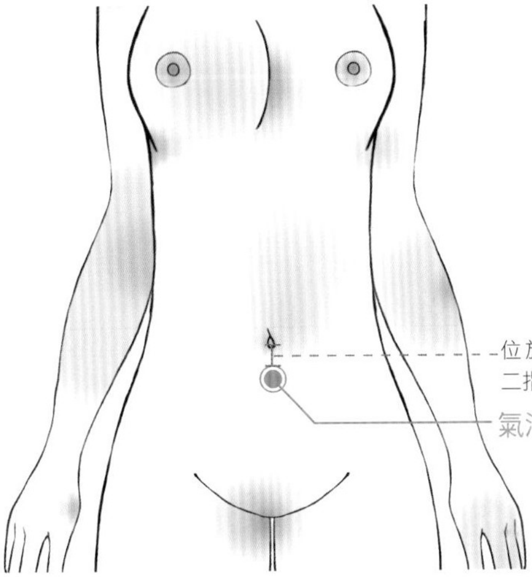

穴道位置

- 位於肚臍下約二指寬（1.5寸）的位置。
- 氣海一穴暖全身，是補氣的重要穴道。

使用工具

點揉紅豆球 30-40秒

枕型紅豆敷 3分鐘20秒

溫敷時間

每次10-15分鐘

一天1-2次

加熱功率

800W

28 關元

骨盆

提升生殖機能

骨盆是男人藏精、女人蓄血的重要之處，溫敷關元，能使盆腔溫暖，溫養腎陽，提高生殖機能。溫敷時可以搭配上頁的氣海穴一起溫敷，增強補氣養血的功能，效果更好。

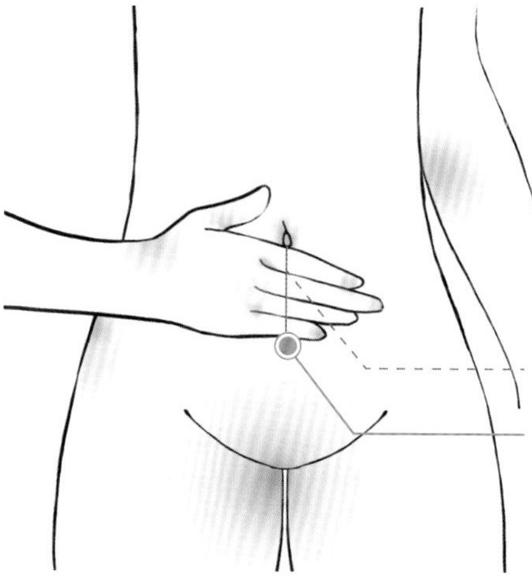

穴道位置

- 關元就在肚臍下四指（3寸）的地方。
- 任脈和足三陰經的交會穴，又稱下丹田，是提高人體性功能的第一大穴。
- 主治真陽不足，下焦虛寒

使用工具	溫敷時間	加熱功率
點揉紅豆球 30-40秒	每次10-15分鐘	800W
枕型紅豆敷 3分鐘20秒	一天1-2次	

29 子宮

骨盆

遠離婦科疾病

很多女生都有腰痛、腰痠、下腹悶脹的困擾，在生理期前尤其劇烈，平時溫敷子宮穴可以減緩月經來時的腰痠及腹部不適，並且對於寒濕造成的白帶量多、慢性骨盆腔炎有很大的改善。

子宮寒濕、氣血淤滯造成的肌瘤、多囊卵巢…等病症，甚至受孕困難。溫敷子宮穴也有活化子宮機能，排除淤滯等功效。

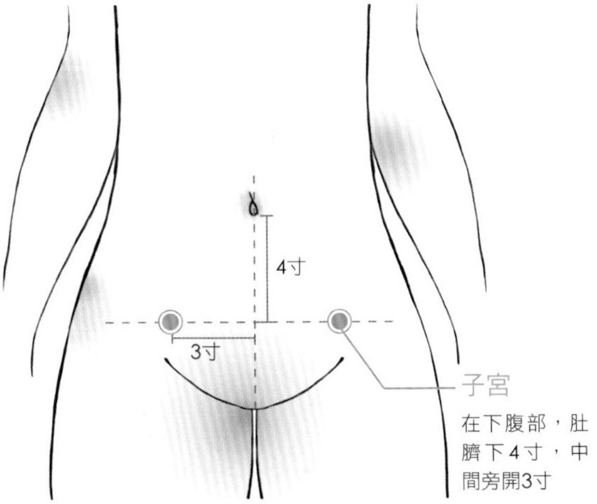
4寸
3寸
子宮
在下腹部，肚臍下4寸，中間旁開3寸

穴道位置

- 在下腹部，肚臍下4寸，中間旁開3寸。
- 治療各種婦科問題如：白帶、經痛、骨盆腔炎。

使用工具	溫敷時間	加熱功率
點揉紅豆球 30秒 枕型紅豆敷 3分30秒	每次5分鐘	700W

30 脾俞

腰背

擺脫面黃飢瘦

脾胃消化不良，容易腹脹、腹痛、食欲差、大便稀薄的人，溫敷脾俞穴有溫補脾胃的效果。另外，對於小朋友食慾不好、面黃飢瘦，溫補脾俞也可以促進食慾、增加肌肉。

溫敷時間大人每次十至十五分鐘，小朋友每次五至十分鐘，採俯臥姿勢，可以每日或隔一日溫敷，以達好的保健效果。

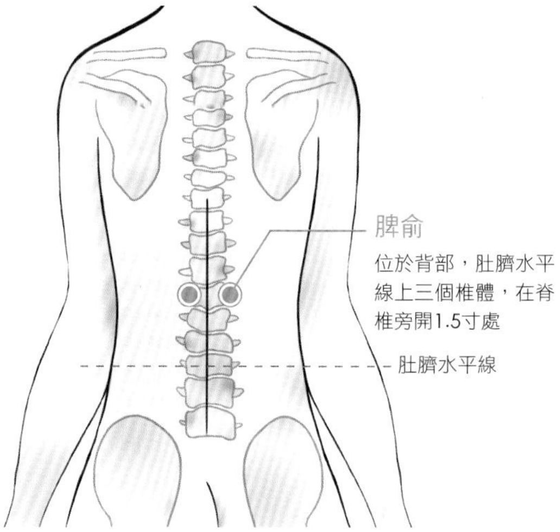
脾俞
位於背部，肚臍水平線上三個椎體，在脊椎旁開1.5寸處
肚臍水平線

穴道位置

- 位於背部，肚臍水平線上三個椎體，在在脊椎旁開1.5寸處。
- 有健脾、和胃、利濕的功用，是脾臟保健最重要穴位之一。

使用工具	溫敷時間	加熱功率
枕型紅豆敷 3分30秒	每次10-15分鐘	800W

31 腎俞

腰背

養腰活腿一身輕

腎主人體水液，喜暖怕寒，所以腎俞穴非常適合用溫敷的方式來調補，對於腰腳痠軟無力、怕冷的人，在俯臥的時候使用枕型紅豆敷置於腰部兩側腎俞穴位置，能夠溫補腎陽，強化腰部及腿部力量。對於腎陽虛引起的生殖機能不足也有很好的調補效果。

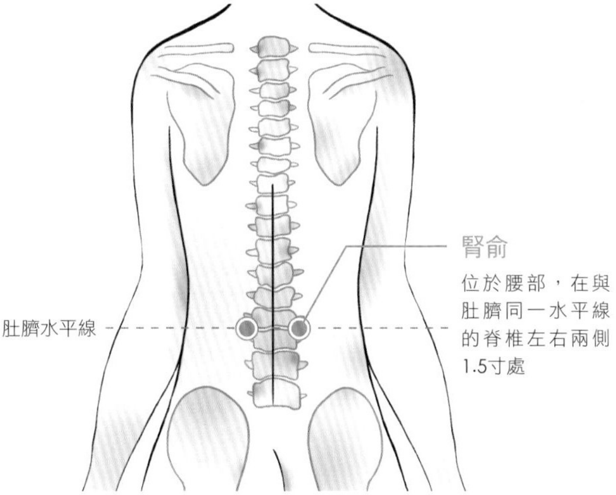

腎俞
位於腰部，在與肚臍同一水平線的脊椎左右兩側1.5寸處
肚臍水平線

穴道位置

- 位於腰部，在與肚臍同一水平線的脊椎左右兩側二指寬（1.5寸）處。
- 腎陽為元陽，是一身陽氣的根本。年老體衰、久病、房勞、睡眠不足會導致腎陽虛損等，使腎的溫煦、生殖、氣化功能下降。出現腰腳痠軟、怕冷、面色蒼白或暗黑，容易疲倦乏力、精神萎靡、大便溏稀等症狀。

使用工具	溫敷時間	加熱功率
枕型紅豆敷 3分20秒	每次10-15分鐘	800W

32 膏肓

腰背

解放緊繃背部的聰明對策

膏肓穴痛常伴隨著頭痛、肩頸痛及下背痛，嚴重時還會併發胸悶、心悸、心慌及耳鳴等症狀。常常溫敷膏肓穴可以預防附近形成筋結，減緩肌肉緊繃，同時可以預防胸悶心悸等併發症出現。

小朋友或成人，有長期肺部疾病如：慢性支氣管炎、氣喘等，因久病身體變得體弱消瘦，溫敷膏肓穴可以有扶陽固衛、調和全身氣血功能。

溫敷膏肓穴採趴臥姿勢，使用枕型紅豆敷溫敷十至十五分鐘，一週可溫敷三至六次。

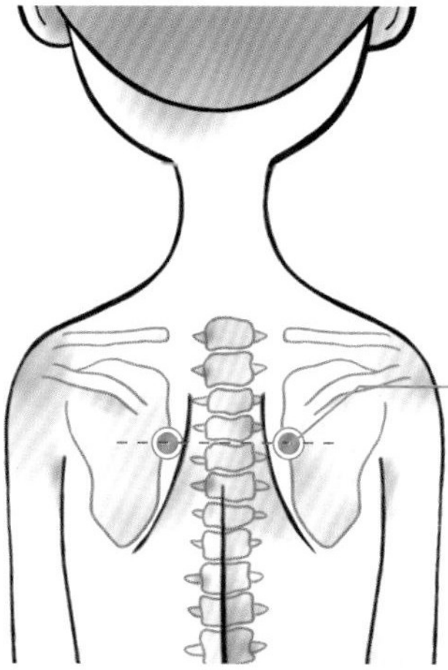
膏肓
位於胸椎第四椎下緣，向兩側旁開三寸的地方

穴道位置

- 位於胸椎第四椎下緣，向兩側旁開3寸的地方，約在背部第四、第五肋骨間。
- 膏肓穴是背部兩肩胛骨之間的部位，這個位置有菱形肌、斜方肌，此兩肌肉緊繃容易在膏肓穴附近形成筋結。

使用工具	溫敷時間	加熱功率
枕型紅豆敷 3分20秒	每次10-15分鐘	800W

33

腰背

命門

溫補脾腎扶正氣

冬天躺進被窩裡總要花上一段時間，手腳與身體才能暖起來的人，或是下背緊痠，有刺痛感或是麻痺感從下背延伸到腳的狀況者，可以在每天早上起床前，或晚上睡前溫敷命門十分鐘，溫養腎火及釋放局部肌肉壓力。

命門是兩腎之間的動氣，內藏真火，稱為「命門火」，就是人體陽氣的來源。命門火衰的人會出現四肢清冷、五更瀉精神萎靡的症狀。溫敷命門可以調動命門火增加體內陽氣。搭配前面介紹的腎俞穴一起溫敷，效果更佳。

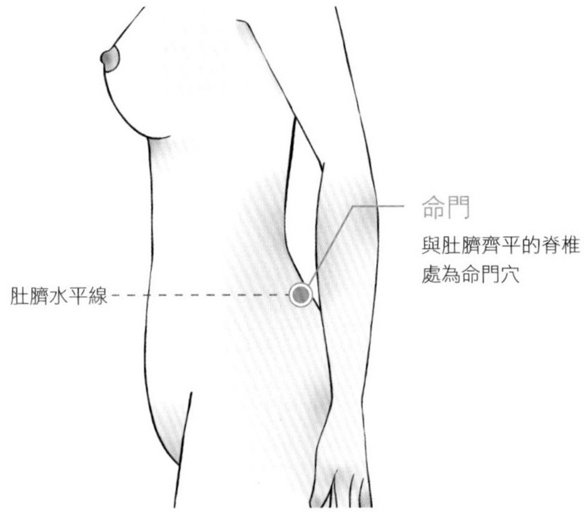

命門
與肚臍齊平的脊椎處為命門穴
肚臍水平線

穴道位置

- 與肚臍齊平的脊椎處為命門穴。
- 肚臍為任脈的「神闕穴」，屬陰。督脈的「命門穴」，屬陽。兩者陰陽相對。
- 命門穴的養腎功能包括養腎陰和養腎陽。

使用工具	溫敷時間	加熱功率
枕型紅豆敷 3分20秒	每次10分鐘 一天1-2次	800W

34 八髎

臀部

生殖系統的門戶

骨盆腔疾病的成因主要有兩個，一是陽氣血氣不足，二是氣血不通暢，溫敷及刺激八髎穴可以活化骨盆腔的氣血，所以因骨盆寒濕瘀滯造成的女性生理痛、白帶、慢性骨盆腔炎，男性頻尿、遺精、早泄都可藉由溫敷八髎改善。八髎也為骶神經出口，骶神經支配我們的下肢、生殖泌尿器官周圍，藉由溫敷八髎可以強化骶神經機能。

溫敷八髎穴採趴臥姿勢，使用枕型紅豆敷溫敷十五分鐘。

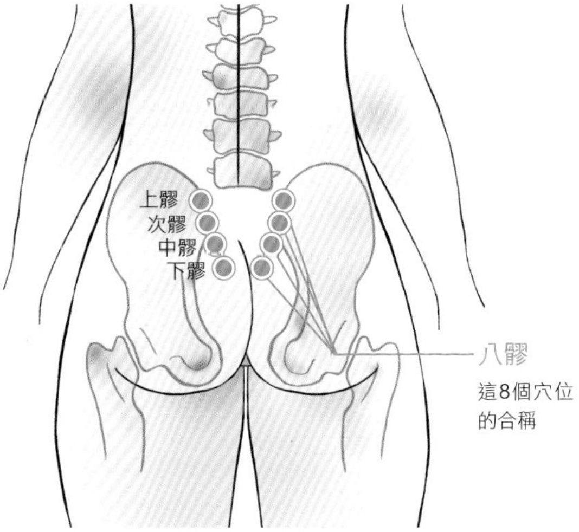

穴道位置

- 八髎穴為骶神經出口，是上髎穴、次髎穴、中髎穴、下髎穴一共四對，八個穴位的合稱。其位於骨盆的膀胱經上，人體的大部分生殖泌尿系統都在於此。
- 八髎穴穴位較難找，一般人我們可以先找到尾骶骨，再將左右手掌貼在尾骶骨上方的左右兩側，雙掌覆蓋的部分大約就是八髎穴的位置。
- 刺激八髎穴能通調男女生殖疾病。

使用工具	溫敷時間	加熱功率
枕型紅豆敷 3分鐘	每次15分鐘 一天1-2次	800W

35 環跳

臀部

坐骨神經痛不再來

久坐久站使臀部梨狀肌緊繃會導致環跳氣血瘀積，出現臀部痠痛、腳麻、坐骨神經痛的症狀。晚上睡覺時腳也會容易抽筋。此時溫敷放鬆環跳穴，有很好的舒緩效果。

環跳穴的位置比較深，需要較強的刺激，先用手握拳敲打環跳穴二十下後，使用枕型紅豆敷溫敷十五分鐘，有助於舒筋化瘀，預防及治療梨狀肌壓迫的坐骨神經痛。

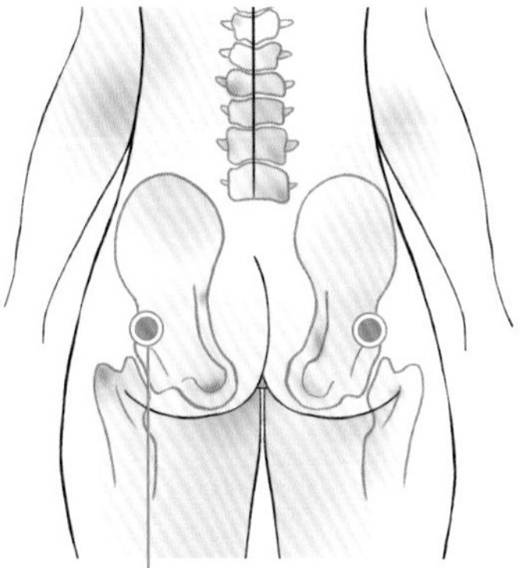

環跳

在臀外下部，側臥屈股取穴，股骨大轉子最凸點與薦椎裂孔連線的外1/3處

穴道位置

- 在臀外下部，當股骨大轉子最凸點與骶管裂孔連線的外1/3處。
- 先採俯臥姿，再將小腿往後彎曲，腳跟所碰觸到的地方，就是環跳穴。
- 其下有坐骨神經經過

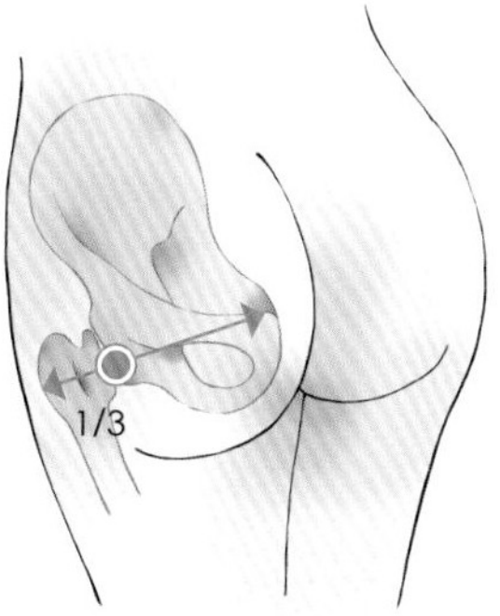

使用工具	溫敷時間	加熱功率
枕型紅豆敷 3分20秒	每次15分鐘 一天1-2次	800W

36 承扶

臀部

搶救久坐大屁股

溫敷承扶穴，能讓鬆弛的臀部肌肉恢復彈性，改善臀部下垂，消除臀部和大腿後側的贅肉。也能舒緩久坐引起的腰腿痛、坐骨神經痛和等問題。

可採用俯臥的姿勢，手握拳敲打穴位，左右各一至三分鐘，然後再溫敷十分鐘。坐骨神經疼痛者可搭配環跳一起溫敷。

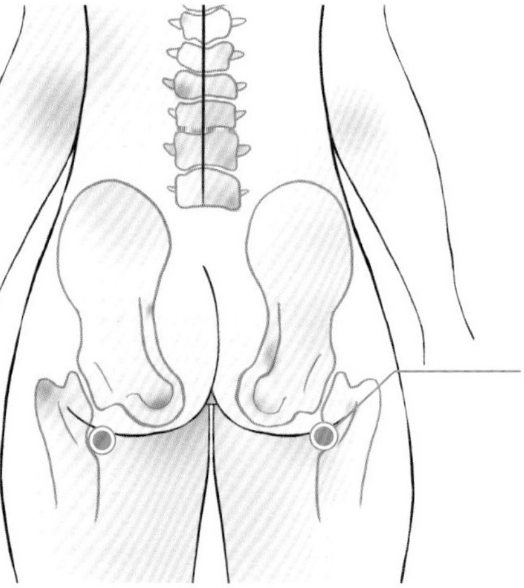

穴道位置

- 在大腿後面，臀下橫紋的中點。
- 承扶穴是膀胱經在臀部以下的第一個穴位。有承托並阻止隨膀胱經水流失的功能，故名承扶。

使用工具	溫敷時間	加熱功率
枕型紅豆敷 3分20秒	每次10分鐘	800W

37 腿部

風市
跟西洋梨身材說掰掰

風市穴為膽經很重要的穴位，當我們身體的痰濕無法排除，累積在風市穴時，會造成臀部大腿肥胖的西洋梨身材，也容易會有下半身水腫，更甚者，會引響到肝膽的疏瀉，排毒功能。

保養方法為，將雙手握拳敲風市穴五十下讓肌肉放鬆後再溫敷十分鐘，可以有效疏通膽經瘀滞。可以使用點揉紅豆球做穴位溫敷，或是使用枕型紅豆敷做較大範圍的溫敷。

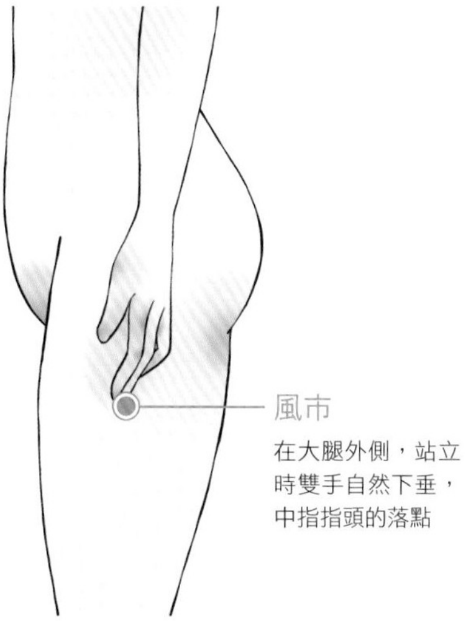

風市
在大腿外側，站立時雙手自然下垂，中指指頭的落點

穴道位置

- 在大腿外側，站立時雙手自然下垂，中指指頭的落點即為風市穴，按壓有痠脹感。
- 膽經經氣在此散熱冷縮後化為水流風氣。風市穴能把有害的虛邪賊風拒於身體外，並鼓動膽經的生發之氣。

使用工具	溫敷時間	加熱功率
點揉紅豆球 30-40秒	每次10分鐘	700W

38 伏兔

腿部

治膝冷、久站痠痛

有時身體不覺得冷，但關節或腰部摸上去卻是涼涼的，或是保持某個姿勢太久時，會感到膝蓋僵硬不靈活或發冷，可以溫敷伏兔改善。

伏兔位於股四頭肌隆起處，久站的人股四頭肌容易緊繃、氣血瘀滯，連帶膝關節活動不利，此時溫敷伏兔穴有散寒化濕，疏通經絡的作用。

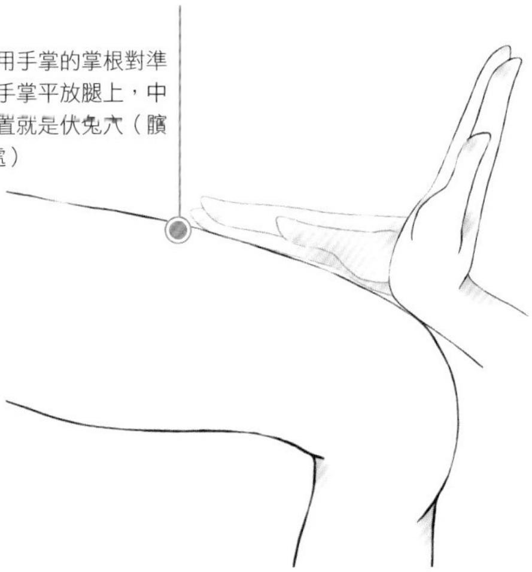
伏兔
正坐屈膝，用手掌的掌根對準膝蓋上緣，手掌平放腿上，中指的底下位置就是伏兔穴（髕骨底上6寸處）

穴道位置

- 大腿前面，當髂前上棘與髕底外側端的連線上，髕骨底上6寸處。
- 正坐屈膝，另一人用手掌的掌根對準膝蓋上緣，手掌平放腿上，中指的底下位置就是伏兔穴。
- 伏兔屬陽明胃經，可調動腰膝氣血，有溫暖、活絡腰腿的作用。

使用工具

點揉紅豆球 30-40秒

溫敷時間

每次10分鐘

加熱功率

700W

39 血海

腿部

補血要穴

溫敷血海穴，對於氣血不足、面色偏黃、容易頭昏眼花的血虛體質有很好的補養效果。女生月經來量大崩漏，溫敷血海穴可以溫補脾陽，補虛止血。

此外，冬季皮膚乾燥發癢也可藉由溫敷血海穴改善。冬季皮膚乾燥發癢是由於天冷造成皮膚微血管收縮、血液難達皮膚無法滋潤肌膚而造成，溫敷血海有讓皮膚血液充盈、滋潤的效果。但皮膚敏感的人，需隨皮膚狀況調整溫敷的溫度。

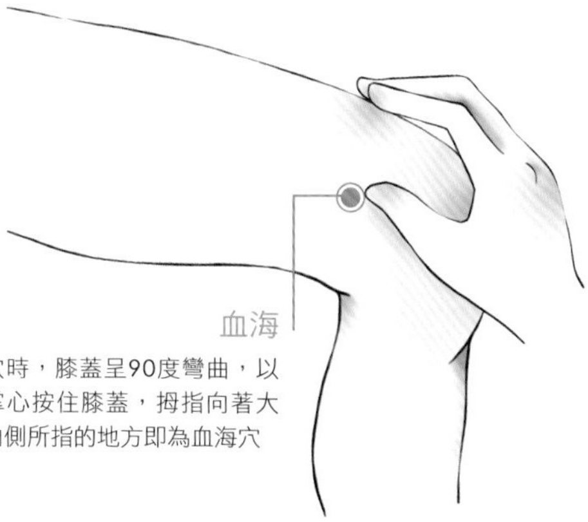

取穴時，膝蓋呈90度彎曲，以手掌心按住膝蓋，拇指向著大腿內側所指的地方即為血海穴

穴道位置

- 取穴時，膝蓋呈90度彎曲，以手掌心按住膝蓋，拇指向著大腿內側所指的地方即為血海穴，按壓時有明顯痠脹感。
- 「補血找血海，補氣找氣海」。血海屬足太陰脾經之穴，有化血為氣，運化脾血之功能。

使用工具	溫敷時間	加熱功率
點揉紅豆球 30-40秒	每次10分鐘	700W

40 委中

腿部

腰背膝保養一次完成

腰部和背部酸痛常與膀胱經有關，溫敷委中穴能振奮整個膀胱經，尤其疏通腰背的氣血。

常久站、慢跑、登山下坡的人容易引起「慢性膕窩發炎」，症狀為蹲屈、跑步、上下樓時膝關節後方疼痛和出現絞索現象。此時溫敷委中穴可以放鬆膕窩肌肉，減緩疼痛及發炎。

溫敷委中穴時，可採正坐屈膝姿勢，將點揉紅豆球夾在膕窩，或是採趴臥姿，將枕型紅豆敷置於膕窩上。

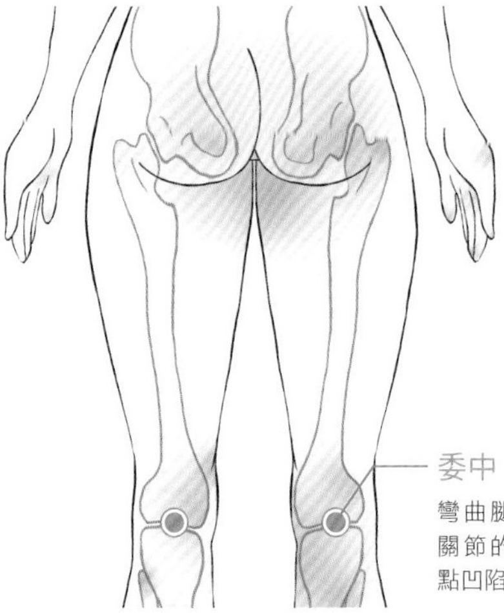

穴道位置

- 彎曲腿部時，膝關節的背面正中點凹陷處。為股二頭肌腱與半腱肌肌腱的中間。
- 「腰背委中求」，凡是腰背部病症可取委中治療；此穴具有舒筋通絡、散瘀活血、清熱解毒等作用。

使用工具	溫敷時間	加熱功率
點揉紅豆球 30-40秒 枕型紅豆敷 3分20秒	每次10-15分鐘	700W

41 腿部

陽陵泉

抽筋的救星

經常肌肉抽筋、運動量大的人最適合常常溫敷陽陵泉，它能放鬆緊繃的肌腱韌帶，有舒筋利節的功能。

中風造成的半身不遂，肢體活動屈伸不能自如，有肌肉強直或攣縮的症狀，先溫敷患側的陽陵泉八分鐘，再溫敷健側的陰陵泉（見下頁）八分鐘，可以達到活絡肢體、補虛通陽的效果，增加肢體活動度。

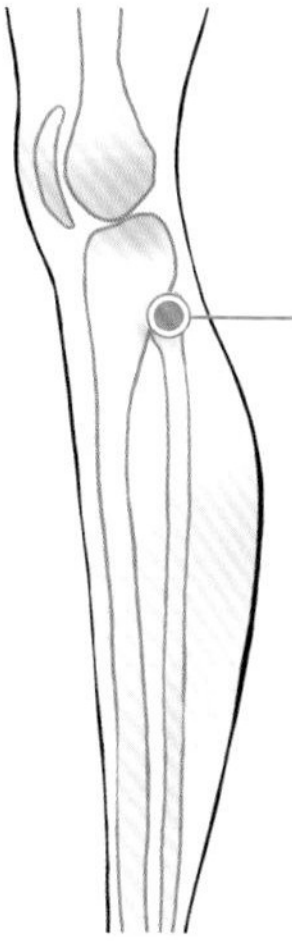

穴道位置

- 小腿外側，腓骨小頭前下方凹陷處。
- 「筋會陽陵泉」，全身肌肉、韌帶、關節，凡與筋膜有關的病症，皆為本穴的主治範圍。

使用工具	溫敷時間	加熱功率
點揉紅豆球　30-40秒	每次5-8分鐘 一天1-2次	700W

42 陰陵泉

腿部

身體內建的除濕機

溫敷陰陵泉可以去寒濕，治療頭面及下肢水腫，還能夠治療虛胖：有些肥胖的人看起來白白腫腫的，肌肉壓起來軟軟的，沒什麼體力，常常覺得氣虛無力、大便偏軟，這類型的肥胖溫敷陰陵泉可以達到很好的增加代謝、減少脂肪囤積效果。

此外有些人容易中暑，常有腹脹滿、食慾差、吃東西沒有滋味、胸悶想吐、大便稀溏等症狀，平時也應溫敷陰陵泉加強健脾化濕的功能。

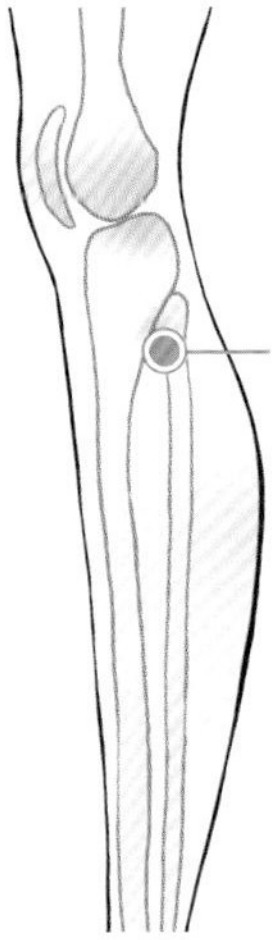
陰陵泉
位於小腿內側，
脛骨內側髁後下
方的凹陷處

穴道位置

- 位於小腿內側，脛骨內側髁後下方的凹陷處。
- 脾經上的合穴，有健脾化濕、通利三焦、調理膀胱、祛風除寒的作用。
- 如果體內濕氣較重，按此處會有疼痛感。

使用工具

點揉紅豆球　30-40秒

溫敷時間

每次5-8分鐘

一天1-2次

加熱功率

700W

43 梁丘

腿部

天寒腿不寒

膝蓋過度勞損或年紀大的人，膝關節容易痠軟疼痛，在天氣變化時尤其不舒服，不但關節僵硬，疼痛也會加劇，有此症狀者，可通過溫敷梁丘穴來緩解。

溫敷梁丘也能夠止胃酸、減緩胃痛。胃酸過多會損傷胃黏膜，痙攣則會造成胃痛。經常溫敷及按壓梁丘，可以保養我們的胃部，減少胃痙攣。

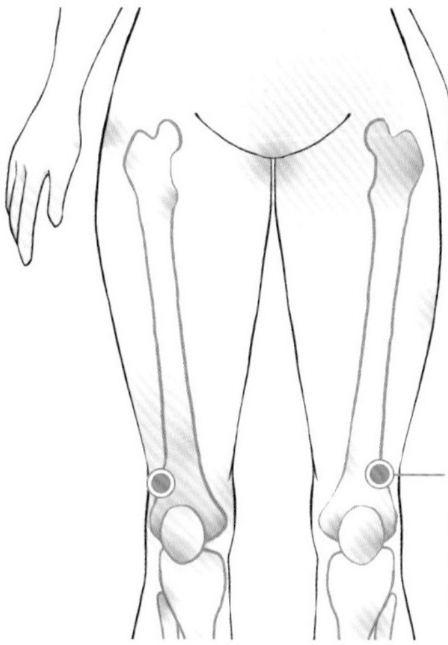

梁丘
髂前上棘與髕底外側端的連線上，髕底上2寸處

穴道位置

- 髂前上棘與髕底外側端的連線上，髕底上2寸處
- 膝蓋上方，膝蓋外上緣直上2寸， 伸直下腿則出現一個凹陷處。
- 屬足陽明胃經，主治腸胃疾病與久勞成疾的膝蓋痛。

使用工具

枕型紅豆敷 30-40秒

溫敷時間

每次8-10分鐘

一天1-2次

加熱功率

700W

44 足三里

腿部

頭好壯壯免疫強

足三里穴是掌管胃、脾的要穴，常溫敷按壓能補脾健胃，使食物充分消化吸收，增加氣血生化，有調節人體免疫力的功能，為人體長壽要穴。

溫敷足三里也有消除疲勞，恢復體力的功能。很多人睡了很久還是愛睏，工作或讀書時無法集中精神、容易打瞌睡，溫敷後都有很好的改善。

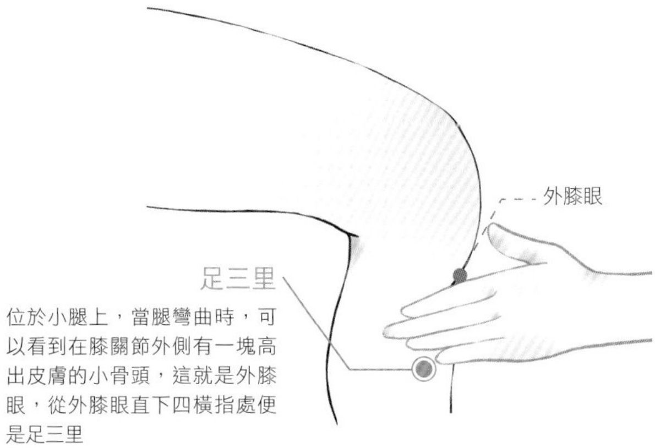
外膝眼
足三里
位於小腿上，當腿彎曲時，可以看到在膝關節外側有一塊高出皮膚的小骨頭，這就是外膝眼，從外膝眼直下四橫指處便是足三里

穴道位置

- 位於小腿上，當腿彎曲時，可以看到在膝關節外側有一塊高出皮膚的小骨頭，這就是外膝眼，從外膝眼直下四橫指處便是足三里。

使用工具	溫敷時間	加熱功率
點揉紅豆球 30-40秒	每次8-10分鐘 一天1-3次	700W

45

腿部

上巨虛

便秘不會來

現代人低纖維的飲食習慣、久坐的生活習性，使得大腸蠕動緩慢，容易便秘；便秘本身雖然不是一種嚴重的疾病，但當廢棄物無法排出堆積在體內時，會引發各種症狀。上巨虛穴有通腑泄熱、活血散結、祛瘀排膿的功效，常常溫敷上巨虛穴能夠使大腸蠕動增加，大便順暢。

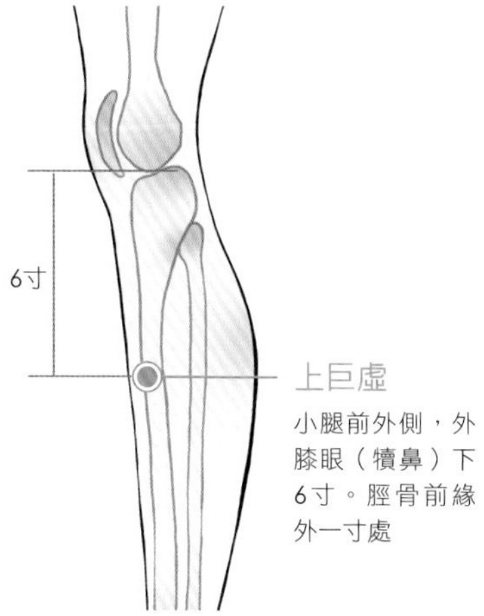

6寸
上巨虛
小腿前外側，外膝眼（犢鼻）下6寸。脛骨前緣外一寸處

穴道位置

- 小腿前外側，外膝眼（犢鼻）下6寸。脛骨前緣外一寸處。
- 上巨虛穴是大腸的下合穴，是治療大腸疾病要穴。

使用工具	溫敷時間	加熱功率
點揉紅豆球 30-40秒	每次8-10分鐘 一天1-3次	700W

46 三陰交

腿部

常保青春閃亮的祕密

中醫有句話叫「婦科三陰交」，三陰交對女生來說是個很重要的穴道，特別是改善月經與生殖系統問題，常常溫敷三陰交可以為女性保養子宮和卵巢，讓女性不容易老。

因為三陰交是脾、肝、腎三條陰經的交會穴，所以有總合三條經絡的效果，跟不同穴位搭配也會有不同的效果。溫敷三陰交穴再搭配溫敷足三里穴，可以治腸鳴拉肚子；搭配腎經的太溪穴溫敷則有補腎經氣血的效果。

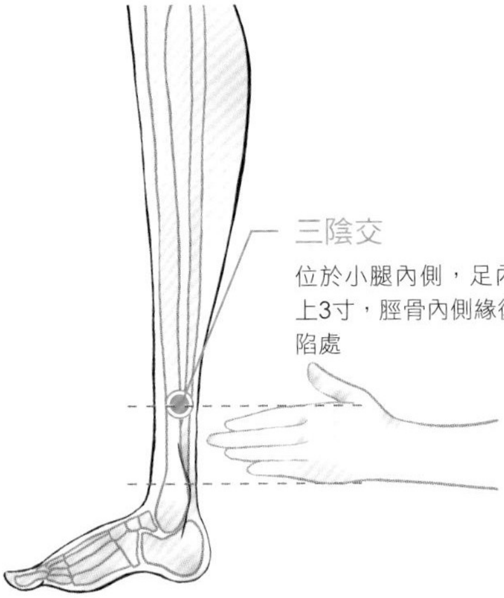
三陰交
位於小腿內側，足內踝尖上3寸，脛骨內側緣後方凹陷處

穴道位置

- 三陰交穴位於小腿內側，足內踝尖上3寸，脛骨內側緣後方凹陷處。
- 三陰交，交是交會的意思，為脾、肝、腎三條陰經脈相交匯的穴位。

使用工具

點揉紅豆球　30-40秒

襪式腳套　10分鐘

溫敷時間

每次8-10分鐘

一天1-3次

加熱功率

700W

47

腿部

太溪

腎經之源，補腎首選

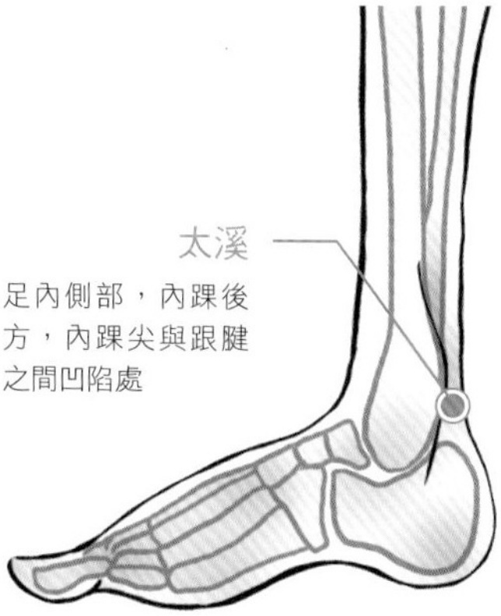
太溪
足內側部，內踝後方，內踝尖與跟腱之間凹陷處

太溪穴為足診三脈之一，是很好候腎氣的穴位，正常狀況下，我們用手指輕輕放在太溪穴上，可以感受到脈動，而身體虛弱的人，如果這裡沒有跳動，就說明病人的疾病較嚴重，比較危險了。

溫敷太溪穴可以滋陰補腎、通調三焦，最適合瘦弱、看起來乾巴巴體型、腎陰陽兩虛的人調補身體，方法為使用點揉紅豆球在穴位溫敷按壓，每天一至三次，每次八至十分鐘。

穴道位置

- 足內側部，內踝後方，內踝尖與跟腱之間凹陷處
- 太溪穴是腎經的原穴，能夠激發、調動身體的腎氣，對身體有著重要的溫煦、促進和振奮作用。此外，太溪名意指腎經水液在此形成較大的溪水，所以本穴也有滋養體內陰液的功能。

使用工具		溫敷時間	加熱功率
點揉紅豆球	30-40秒	每次8-10分鐘	700W
襪式腳套	10分鐘	一天1-3次	

48 丘墟

腿部

穩定腳踝不扭傷

腳踝外側有三條重要的韌帶，分別是前距腓韌帶，跟腓韌帶，後距腓韌帶，一起維持外踝的穩定，當三條韌帶過度緊繃或鬆弛，會造成腳踝活動不利，甚至習慣性腳踝扭傷。溫敷丘墟穴能放鬆韌帶及加強踝部機能。方法為使用點揉紅豆球於丘墟穴處溫敷五分鐘，有習慣性腳踝扭傷的人可拉長時間至十分鐘。之後再用襪式腳套溫敷十分鐘，促進腳踝氣血循環。

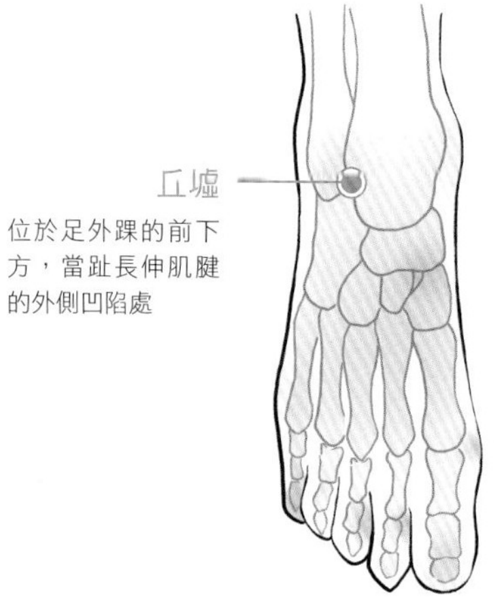
丘墟
位於足外踝的前下方，當趾長伸肌腱的外側凹陷處

穴道位置

- 位於足外踝的前下方，當趾長伸肌腱的外側凹陷處。

使用工具		溫敷時間	加熱功率
點揉紅豆球	30-40秒	每次5-8分鐘	700W
襪式腳套	10分鐘		

49 照海

腿部

啟動睡眠，一覺到天亮

經常失眠、有虛火的人，往往有心腎不交的問題，症狀像是：口乾舌燥、心煩睡不著、手心發熱、腰痠，此時溫敷照海穴能夠滋腎陰、降心火、有助眠的效果。

方法為睡覺前用點揉紅豆球溫敷照海穴五至八分鐘，便能較容易入眠。

腎陰虛造成的長期喉嚨乾痛，溫敷照海也能有很好的改善。

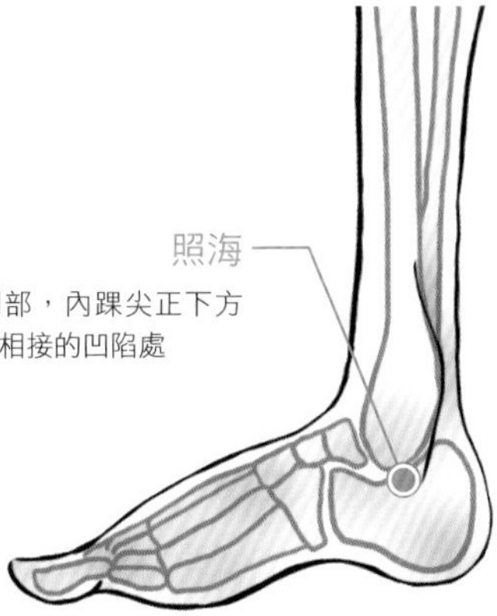
照海
足內側部，內踝尖正下方
與距骨相接的凹陷處

穴道位置

- 足內側部，內踝尖正下方與距骨相接的凹陷處。
- 照海穴是腎經與陰蹻脈的交會穴，有滋腎清熱的功能，能補水又清熱。孫思邈在《千金要方》中稱此穴為「漏陰」，就是說這個穴位出了問題，人的腎水減少了，會造成腎陰虧虛，引起虛火。

使用工具	溫敷時間	加熱功率
點揉紅豆球 30-40秒	每次5-8分鐘	700W

50 湧泉

腿部

變高變聰明的成長穴

湧泉是刺激生長激素分泌的重要穴位，青春期的孩子每天溫敷二十分鐘，可以促進發育，讓孩子長高、變聰明。搭配騎腳踏車、打籃球、跳繩……等運動，效果更好。

小寶寶有脹氣哭鬧的問題，也可用點揉紅豆球溫敷寶寶的湧泉穴，有引氣下行的功能，可減緩寶寶脹氣症狀，不過小寶寶皮膚較柔嫩，溫敷溫度注意不可過高以免刺激。

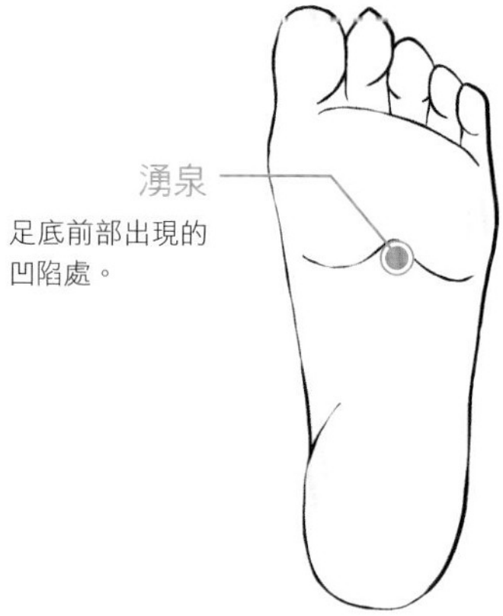

穴道位置

- 用力彎曲腳趾時，足底前部出現的凹陷處就是湧泉穴。在第2、3趾趾縫與足根連線的前1/3處。
- 湧泉穴位於足底，腎經的脈氣由此而上，如泉水湧出，故名湧泉。

使用工具		溫敷時間	加熱功率
點揉紅豆球	30-40秒	每次20分鐘	800W
枕型紅豆敷	3分20秒	一天1-3次	

51

腿部

公孫

調養胃病與安胎的大功臣

公孫穴主脾胃功能，溫敷公孫穴可以調節胃酸分泌、促進胃腸蠕動，緩解胃脹問題，對便秘也有不錯的效果，可以配合中脘穴和內關穴一起溫敷，效果更好。

公孫穴在古代也被用來安胎，常常胎動不安甚至需要臥床安胎的孕婦，可以用點揉紅豆球或是枕型紅豆敷溫敷公孫穴，能加強藥物安胎的效果。

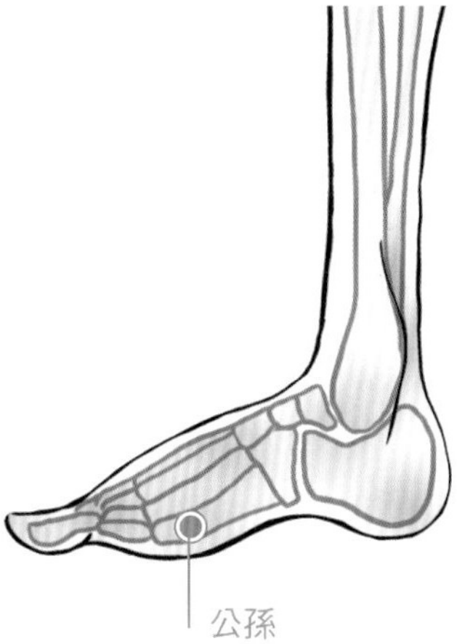

腳拇趾側有突出關節，往後約一個拇指橫寬處即為公孫穴

穴道位置

- 腳拇趾側有突出關節，往後約一個拇指橫寬處即為公孫穴。
- 公孫穴屬足太陰脾經絡穴，脾經經由此穴聯絡胃經。

使用工具		溫敷時間	加熱功率
點揉紅豆球	30-40秒	每次20分鐘	800W
枕型紅豆敷	3分鐘30秒	一天1-3次	

Chapter 3

排寒利器，六款機能紅豆敷自己做

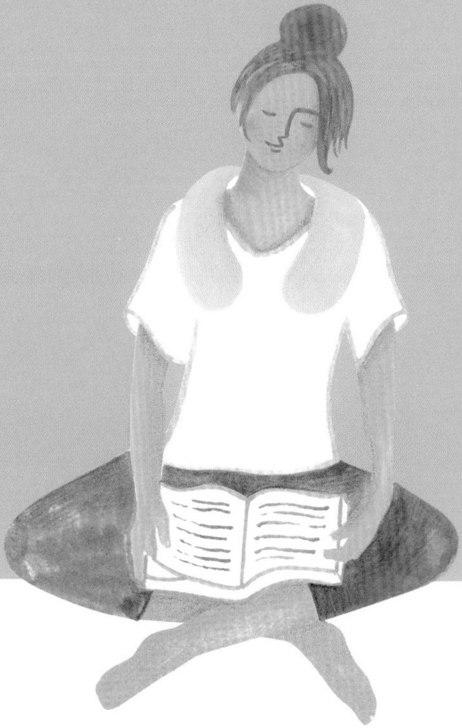

本書推薦以紅豆作為溫敷袋主材料，原因是紅豆加熱後天然蒸氣保溫力強、香味宜人有舒壓作用、可反覆加熱使用非常環保。溫敷袋的樣式和大小，可依據身體各個部位的熱敷需求來做變化，本書介紹最實用的六款敷袋版型，只要跟著書中準備基本工具與選擇布料，自己就能動手製作專屬的養生紅豆敷袋。

準備基本工具

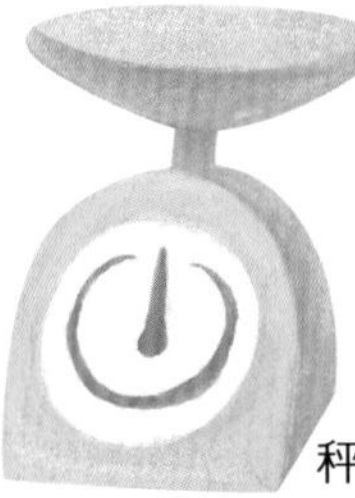

秤

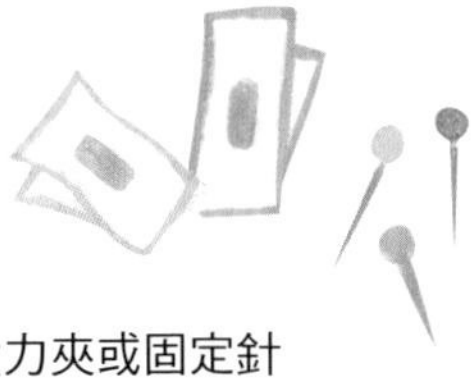

強力夾或固定針

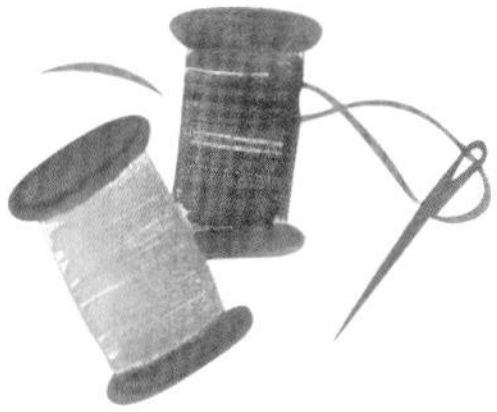

針線

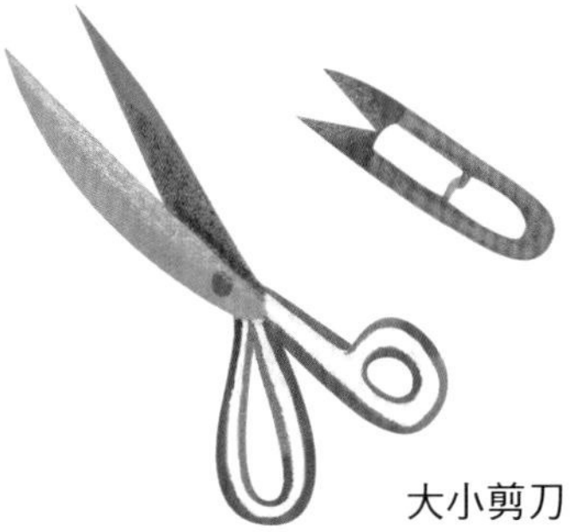

大小剪刀

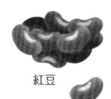

紅豆

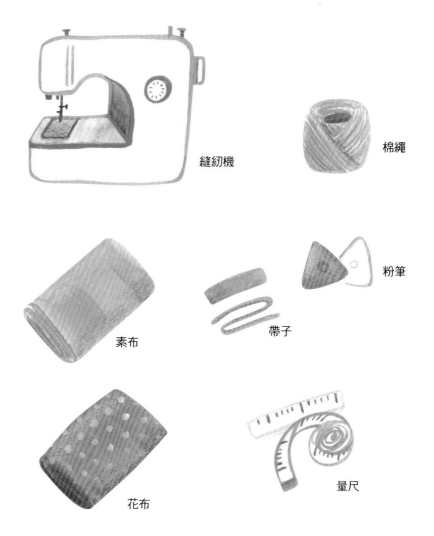

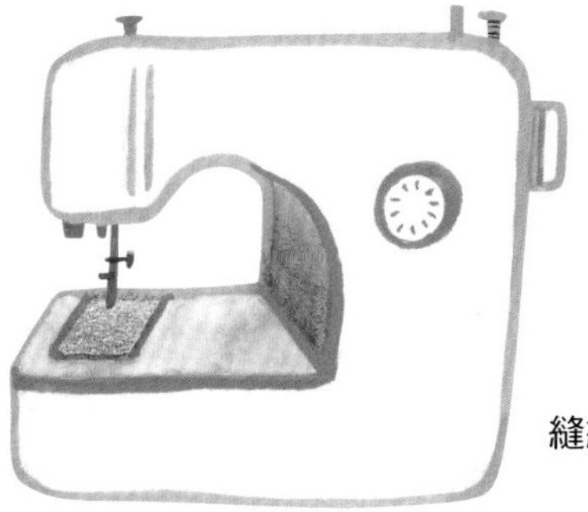

縫紉機

棉繩

粉筆

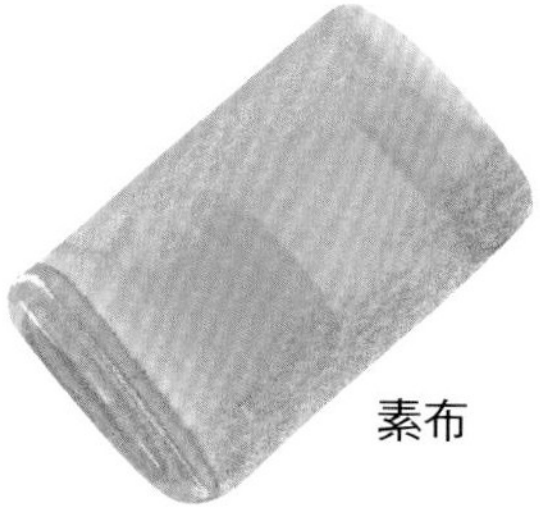

素布

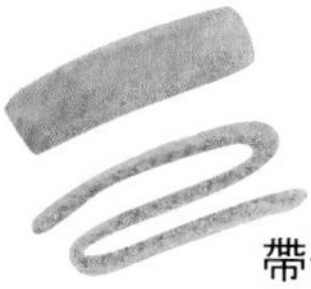

帶子

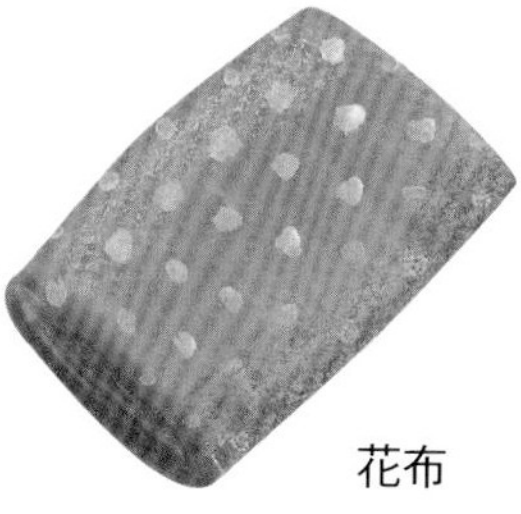

花布

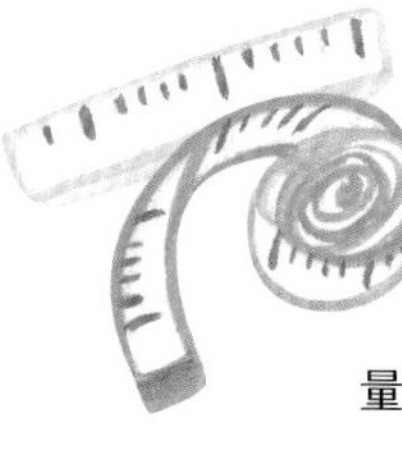

量尺

溫暖習作一次學會，開始練習！

點揉紅豆球可以用來幫自己或是家人定點按壓全身的穴道，把手的設計方便抓握，早晚使用於臉部或頭部按摩非常舒服。用來進行嬰兒按摩也很順手，但要注意的是，寶寶的肌膚比較敏感，加熱溫度不要太高，微微溫熱就有效果喔！

a 點揉紅豆球

建議布料：0.3-0.4mm 斜紋純棉、純棉細帆布

適用方法：臉、頭、全身穴位部位

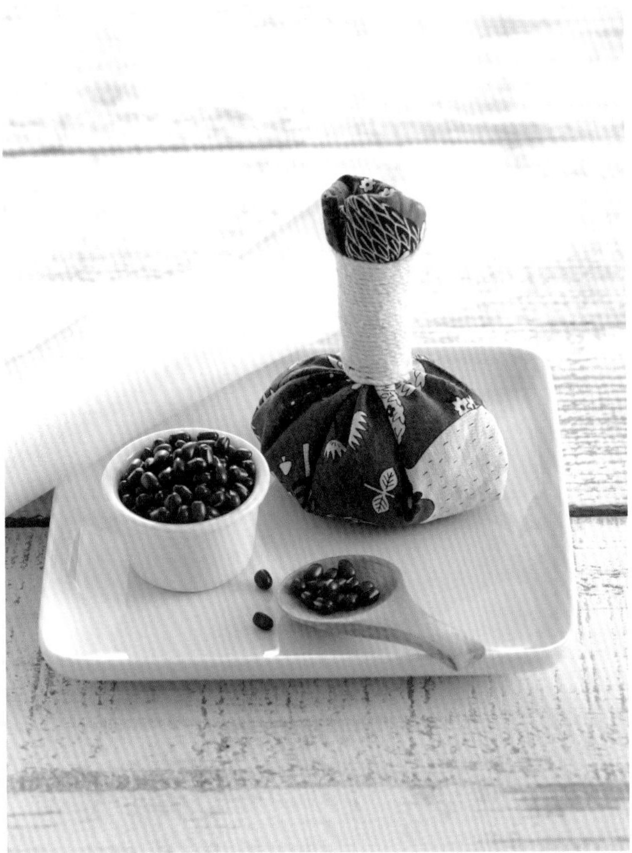

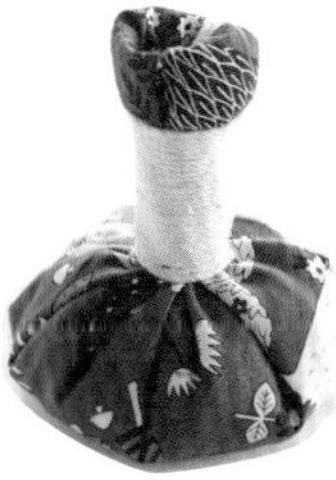

步驟作法

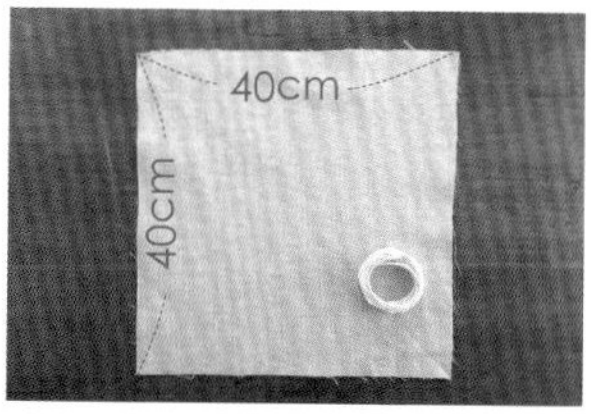

1. 準備一片方形布、一段棉線，約170cm以上。

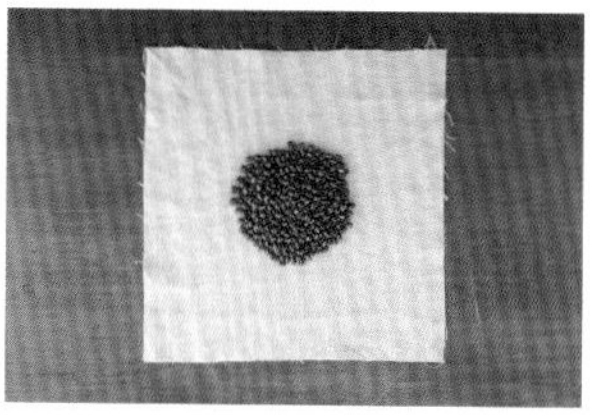

2. 布中間放適量紅豆。

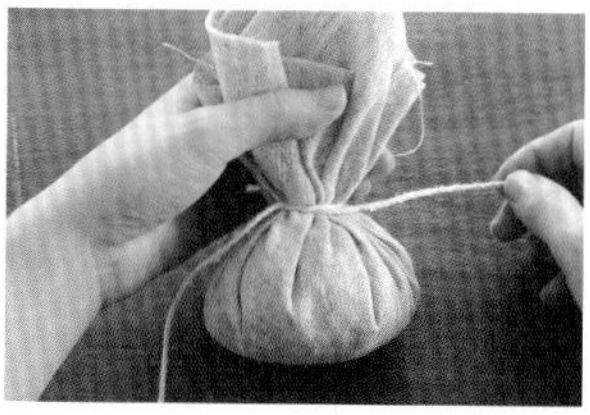

3. 以棉線綁起固定。（打結後棉線需一側長一側短，2側長度比約1：5）

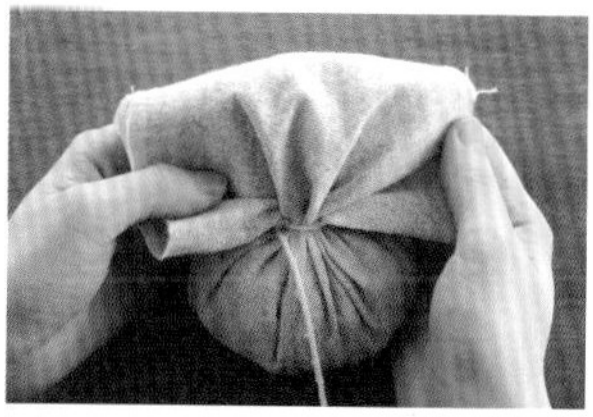

4. 上方布料往後折下。

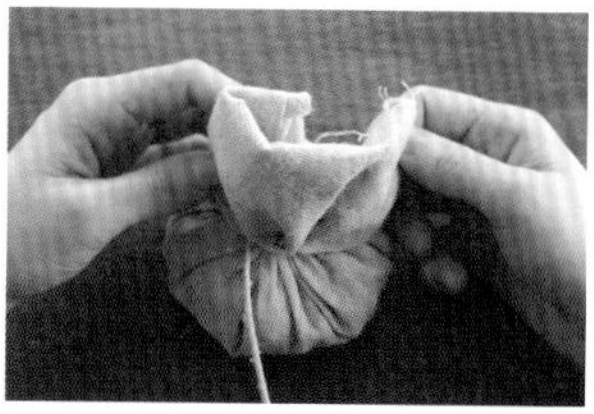

5. 整理布料，將兩側往內收乾淨。

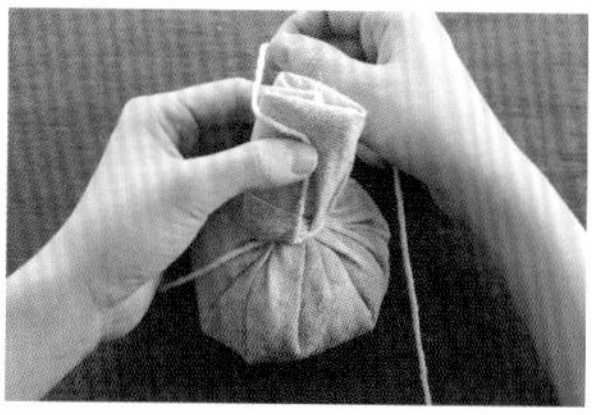

6. 先將長度較長一側的棉線往上拉。

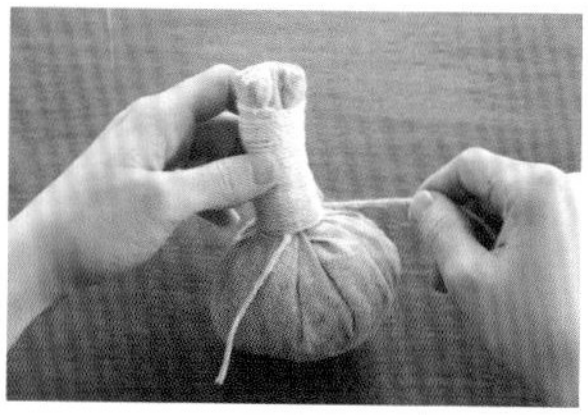

7. 再從上方往下纏繞拉緊。

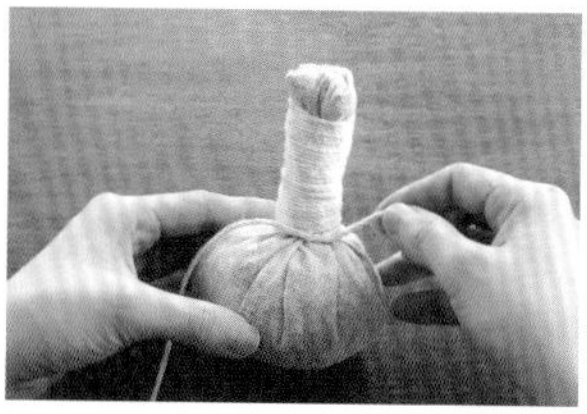

8. 繞到最下面時，與下方的線頭打結固定。

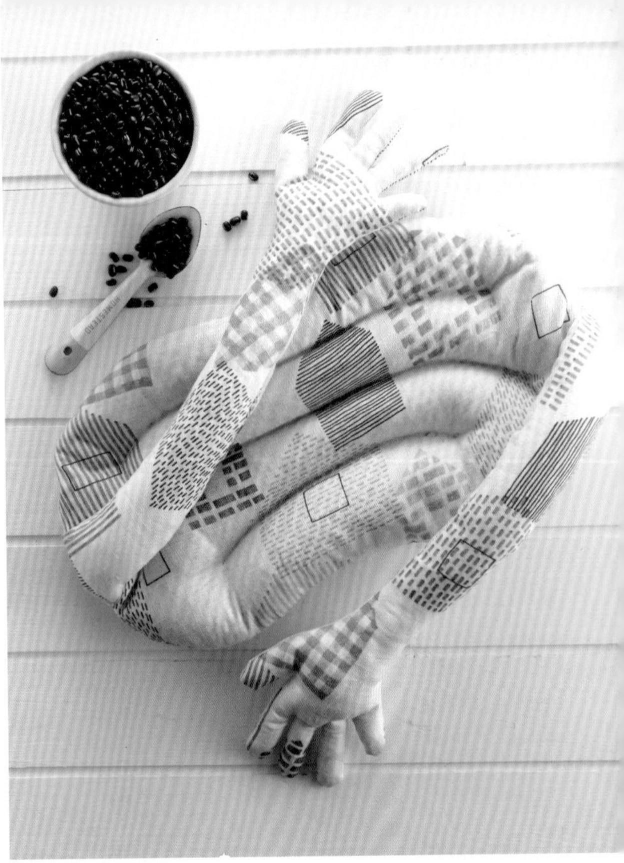

b 枕型紅豆敷

建議布料：0.5-0.9mm 純棉帆布、棉麻

適用部位：頭、頸、背、臀、溫腳箱、被窩

很方便使用與製作的類型，選擇天然、舒適、透氣及質感挺一點的布料比較好。大小尺寸可以依照個人身材或需求調整，填入的紅豆量也可適量增減。但因為大量的紅豆重量比較重，所以必須分層讓紅豆平均分布，熱度才會均勻。

排片方式

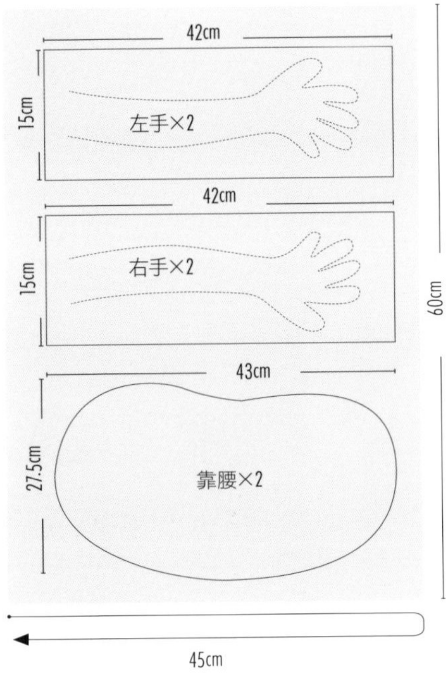

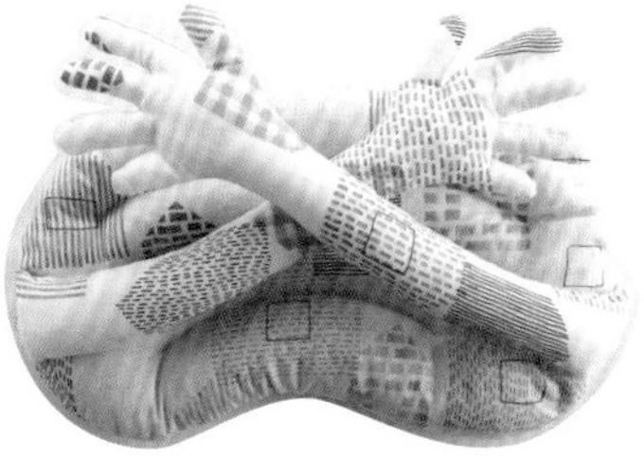

步驟作法

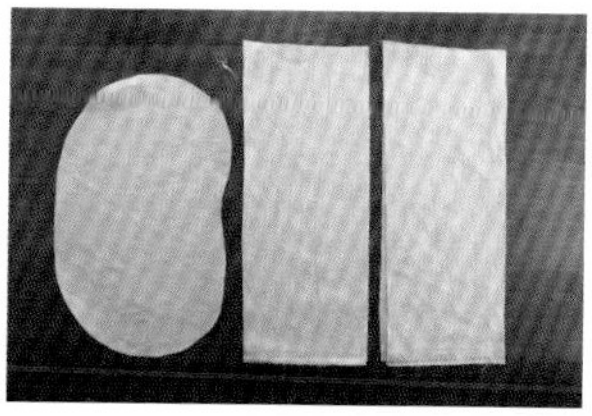

1. 依版型裁布。

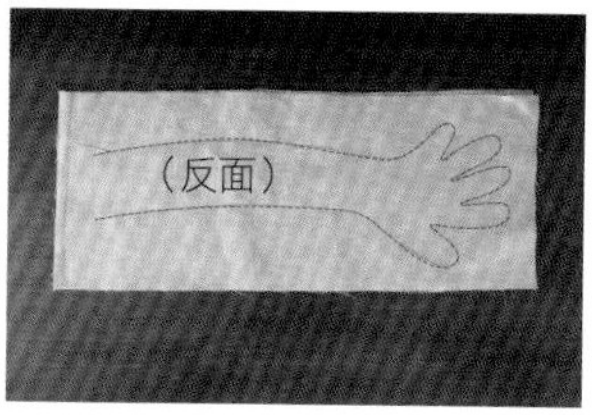

2. 將布料對折，車縫出雙手輪廓。

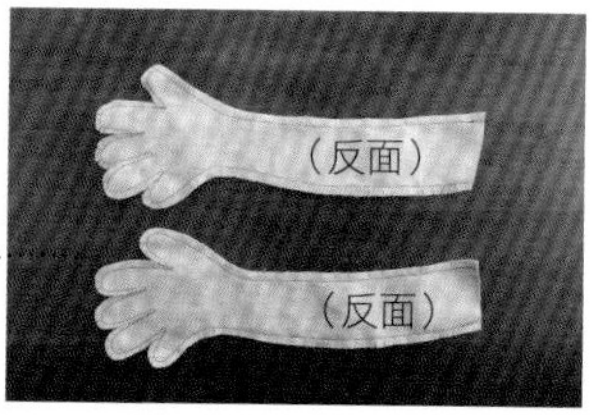

3. 沿著車縫線外約1公分處，剪下雙手並剪牙口。

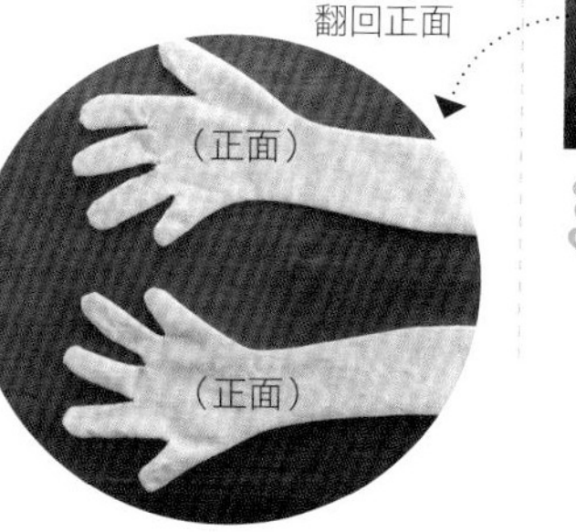

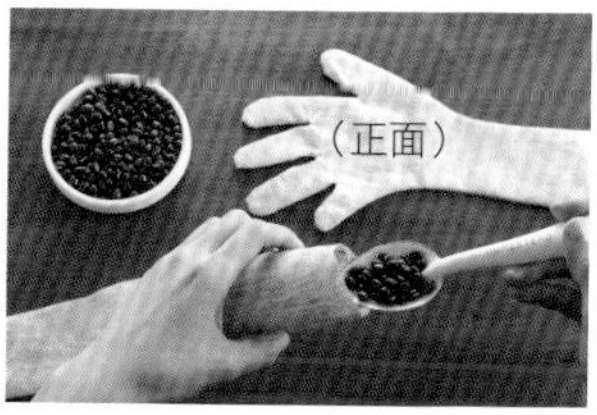

4. 雙手填充紅豆或棉花。

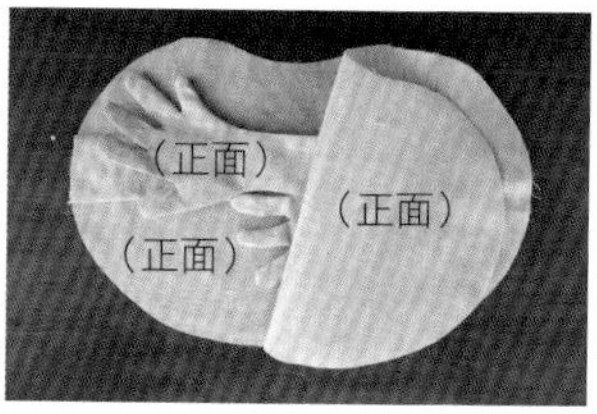

5. 將雙手夾在靠腰上、下片之間（兩隻手方向相反，一隻朝左，一隻朝右）。

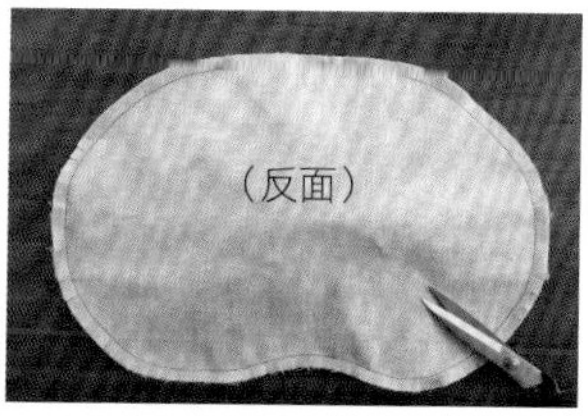

6. 車縫一圈，在上方留下一返口並在弧度地方剪牙口。

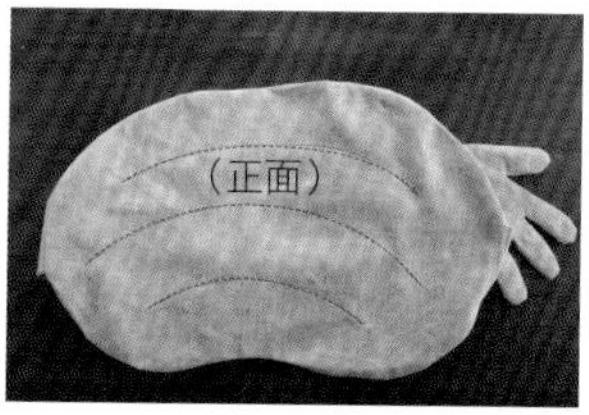

7. 翻回正面後壓線。

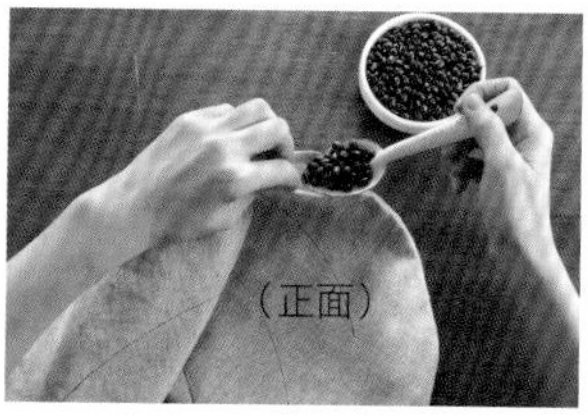

8. 從返口處填充紅豆，再以藏針縫縫合開口，即完成。

C 舒壓眼罩

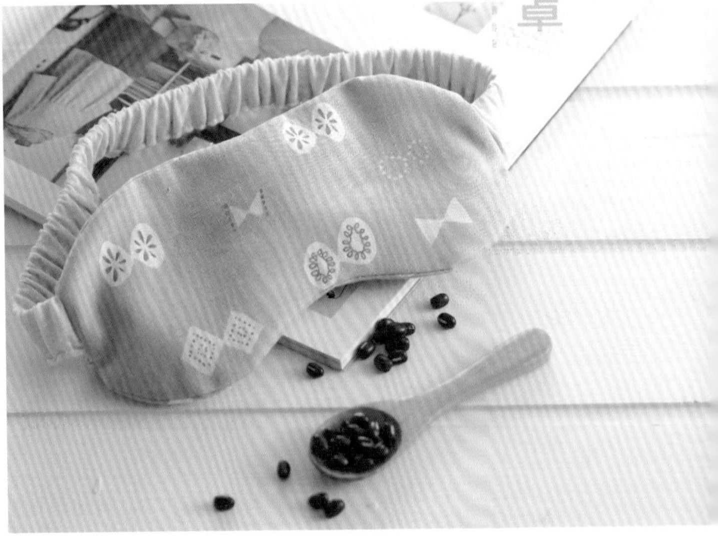

步驟作法

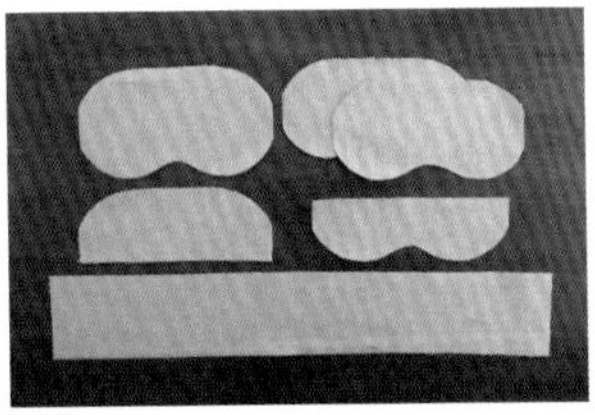

1. 依版型裁布，眼罩為可替換式，有外罩與紅豆內袋兩部分。

(1) 鬆緊帶外布條製作

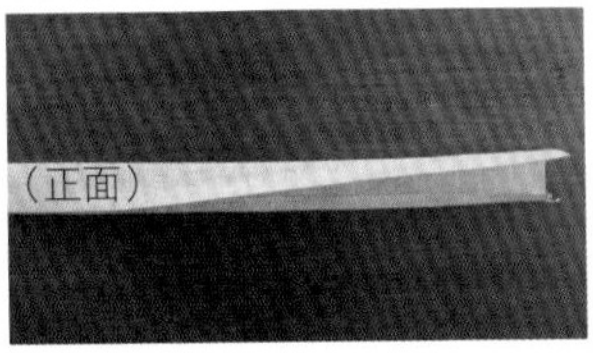

2. 將鬆緊帶外布條兩長邊分別往內折1公分後對折。

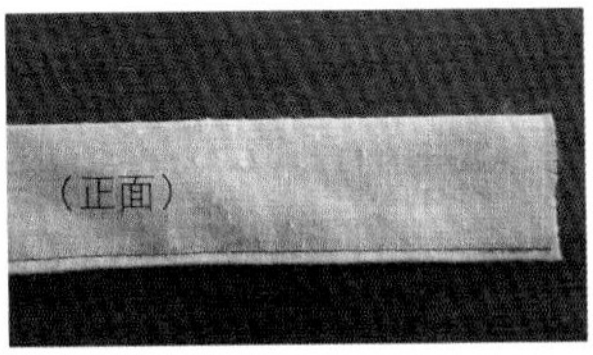

3. 從正面邊緣壓一道線。

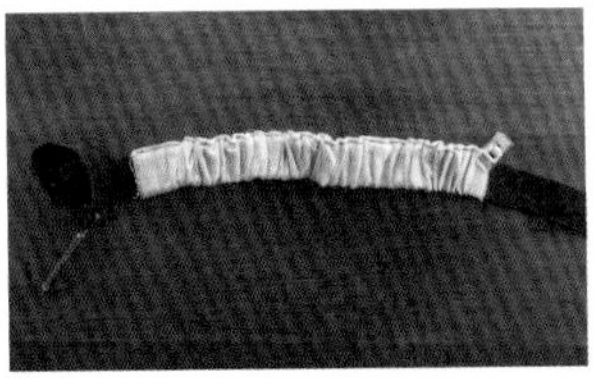

4. 穿入鬆緊帶。

排片方式

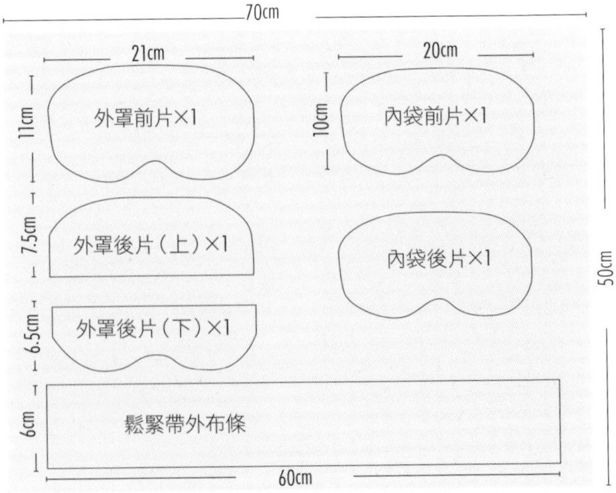

★附版型

(2)內袋製作

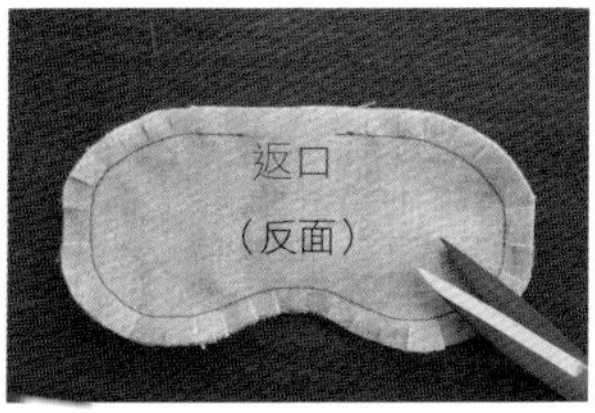

5. 將內袋布前後片正面對正車縫一圈，上方留一返口，並剪牙口。

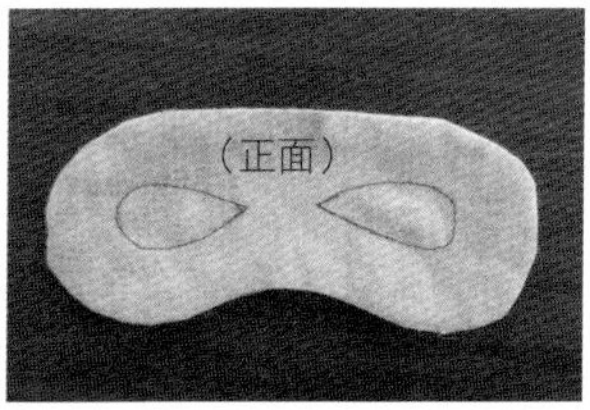

6. 翻回正面，雙眼壓線一圈（雙眼中間不添紅豆）。

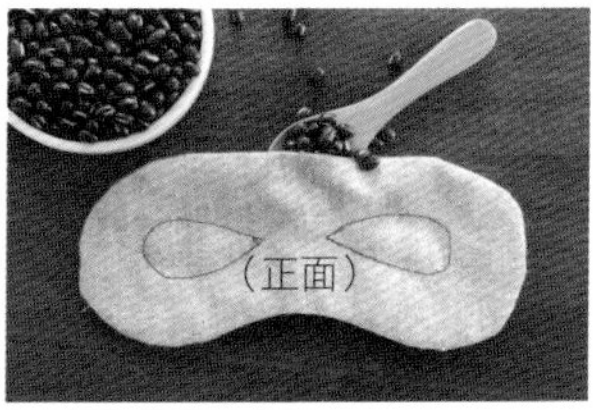

7. 從上方添入紅豆。

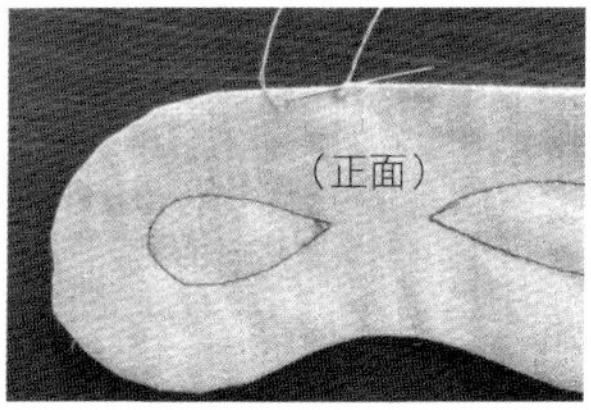

8. 填充完成後，以藏針縫縫合開口，內袋完成。

(3)外罩製作

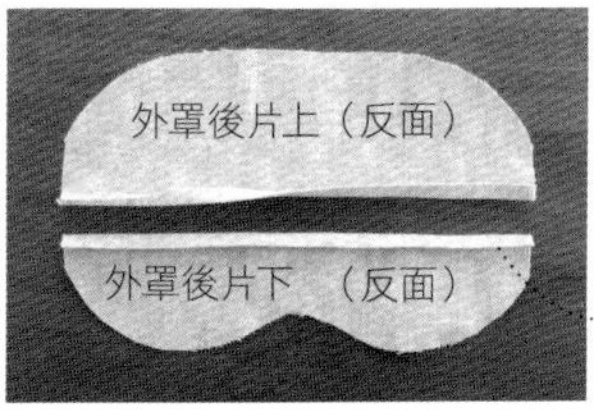

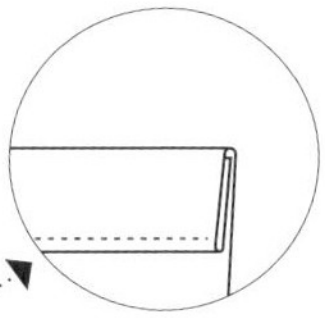

9. 外罩後片（上）及外罩後片（下）皆在直線處折兩褶，並各車縫一道（外罩上下片不用縫合）。

(4)外罩與鬆緊帶結合

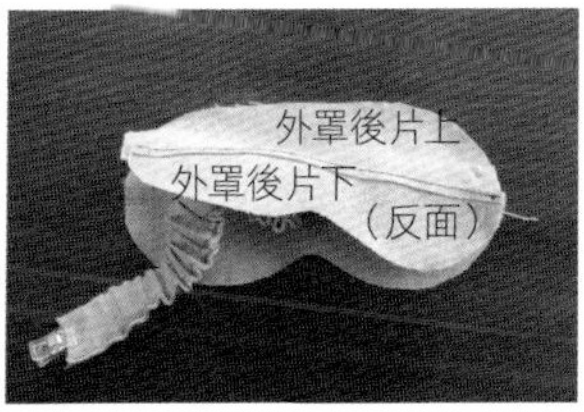

10. 將外罩後片（上）及外罩後片（下）如圖放置於外罩前片上，鬆緊帶夾在外罩前片與後片側邊正中間。

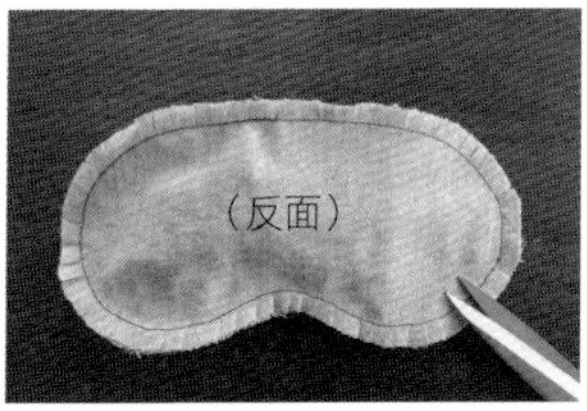

11. 車縫完整一圈，弧度地方剪牙口。

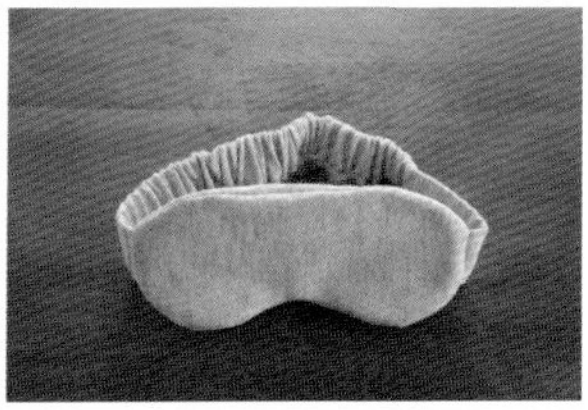

12. 翻回正面。將內袋放入外罩即完成舒壓眼罩。

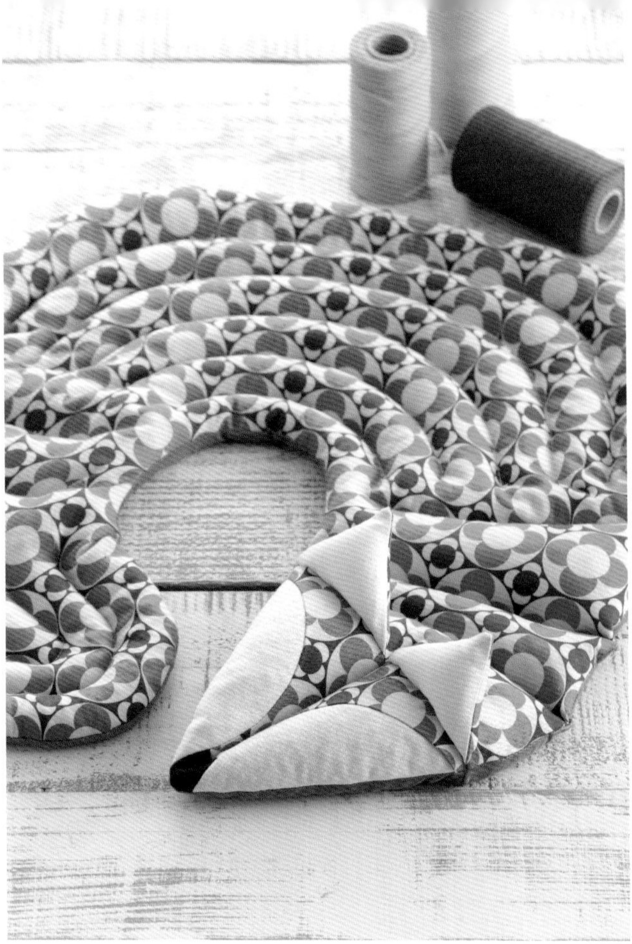

d 肩式披枕

適用部位：肩、上胸、上背

建議布料：0.5-0.9mm 純棉帆布、斜紋純棉、牛仔

肩頸痠痛的人最好經常進行溫敷，使用電腦或看電視時，利用批枕型的紅豆敷，同時兼顧前胸、肩膀、後頸與肩胛骨部位，一舉數得。但因為形狀不規則，所以一樣要進行分格，讓紅豆不會全都往下掉。

排片方式

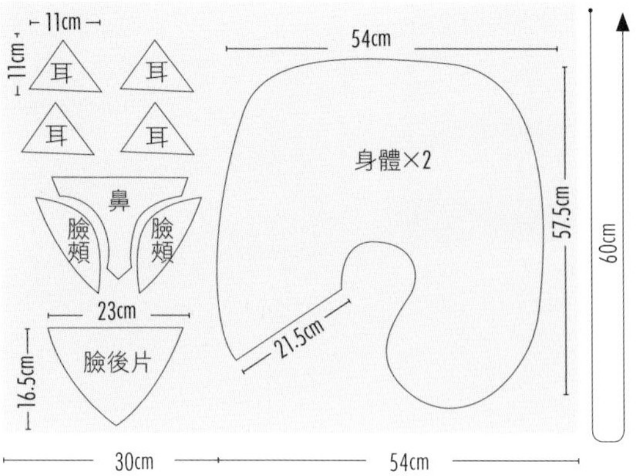

步驟作法

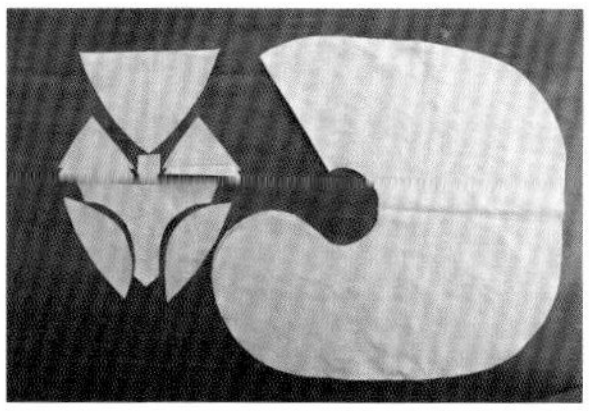

1. 依版型裁布。

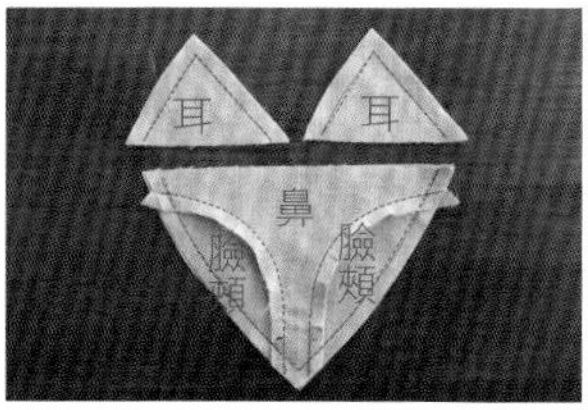

2. 臉部依圖示排片並車縫。臉前片與臉後片正對正依紅線縫合。耳朵也正對正依紅線縫合。

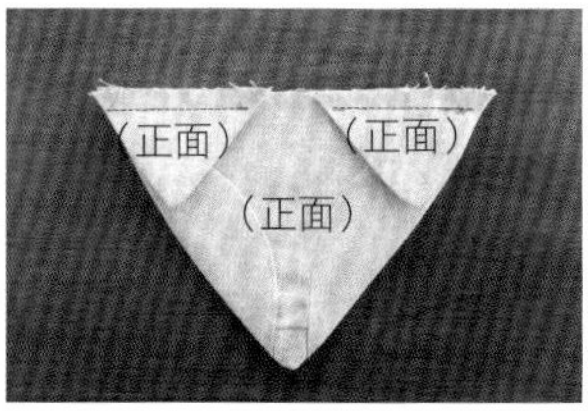

3. 臉部、耳朵翻回正面，並將耳朵與臉部的前片接縫，完成頭部製作。(臉後片與前片請勿縫合，以留入口讓紅豆進入)

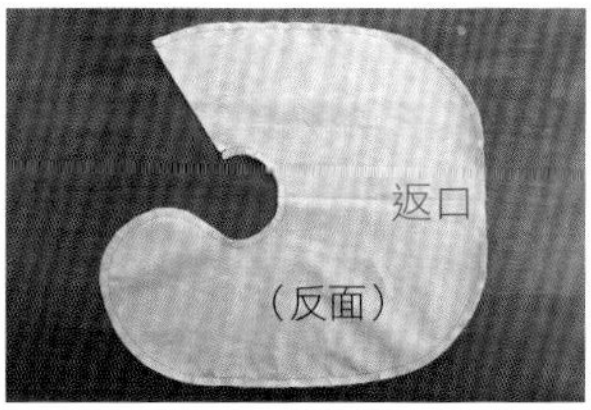

4. 狐狸身體部分正面對正面車縫一圈，剪牙口並留一返口。

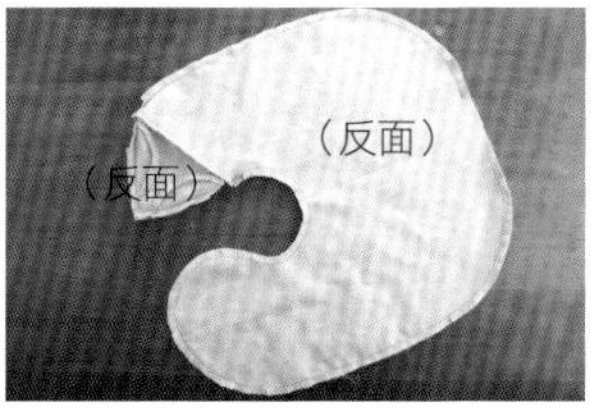

5. 將狐狸頭部翻回反面與身體反面縫合，弧度地方剪牙口。

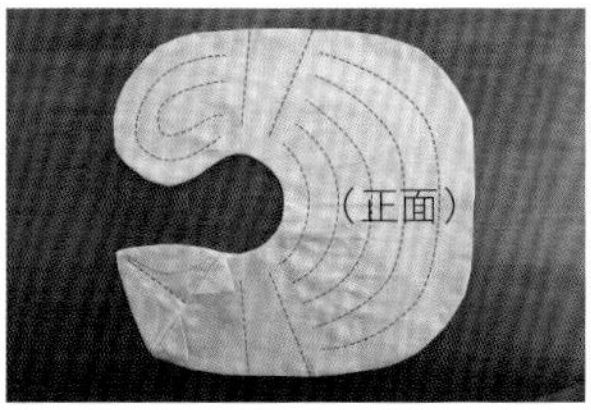

6. 翻回正面後壓線。

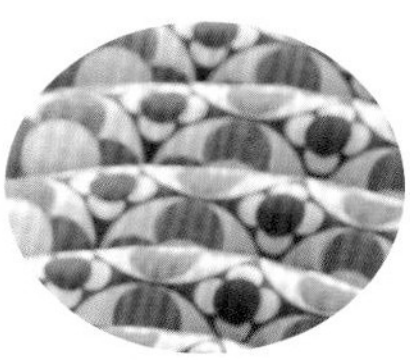

壓線後裝入紅豆的效果

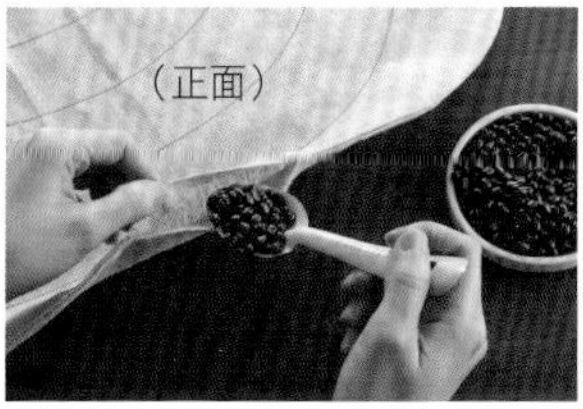

7. 從返口處填入紅豆。

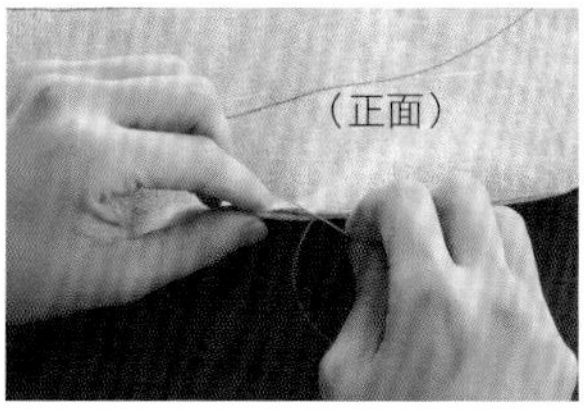

8. 填充後以藏針縫縫合開口，即完成。

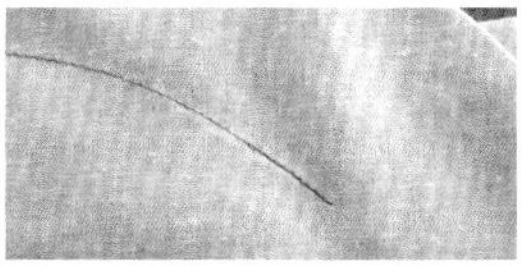

POINT.

正面壓線時需加強迴針距離，填入紅豆時才不會輕易綳開。

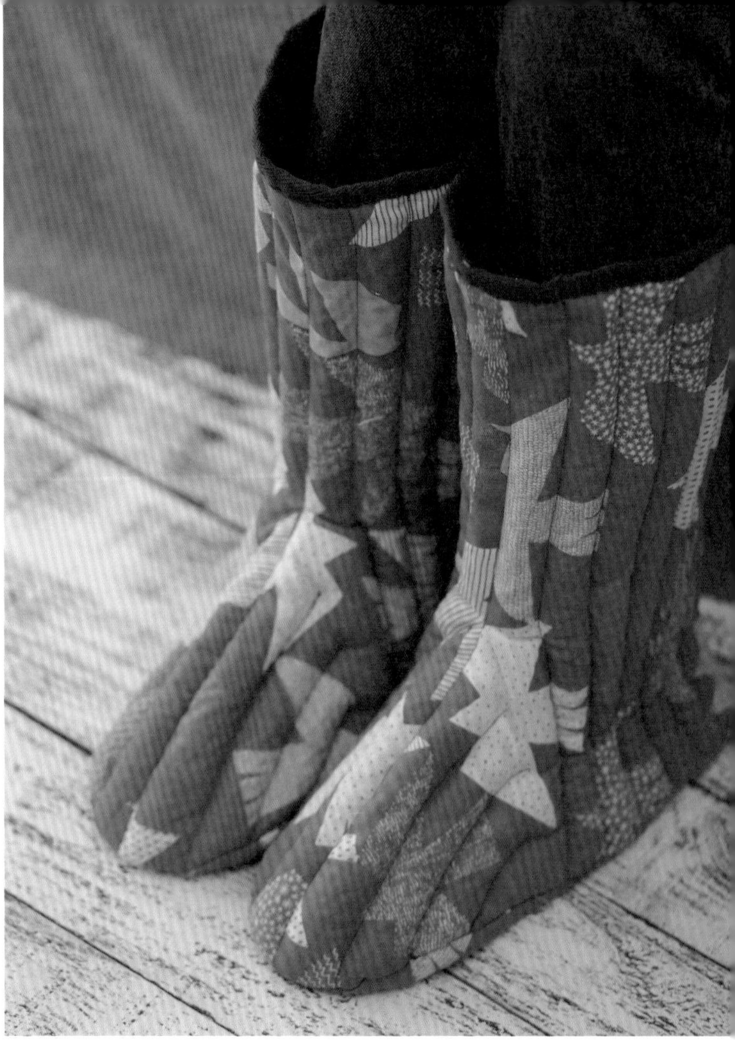

襪套型紅豆敷，就像襪子一樣套在腳上。辦公的時候，或讀書的時候，可以溫敷雙腳。因為襪子服貼肌膚的程度比較緊密，所以不要加熱到太高溫，不然較容易燙傷。

e 襪式腳套

適用部位：腿

建議布料：斜紋純棉

排片方式

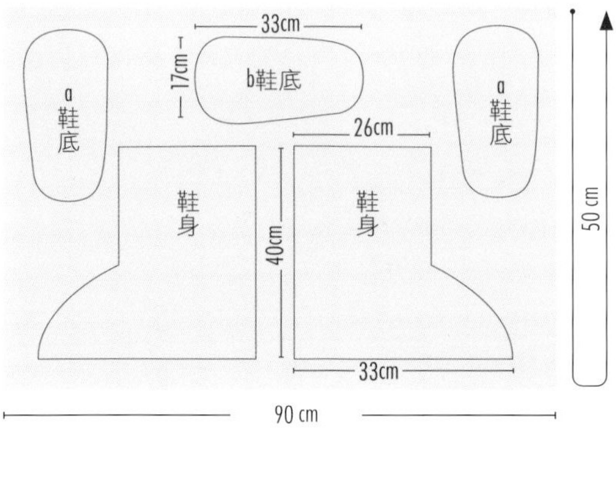

步驟作法

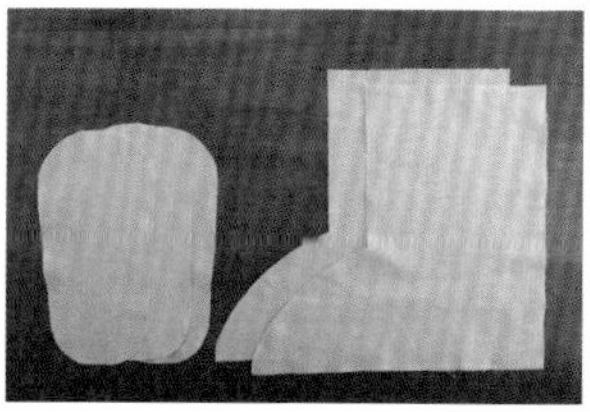

1. 依版型裁布。

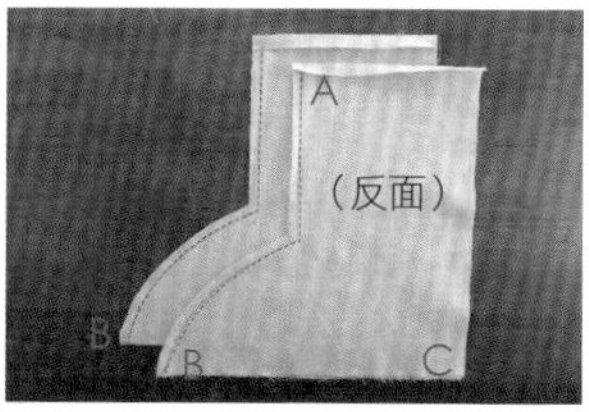

2. 兩片鞋身正面對正面車縫A點到B點，有弧度的地方剪牙口。

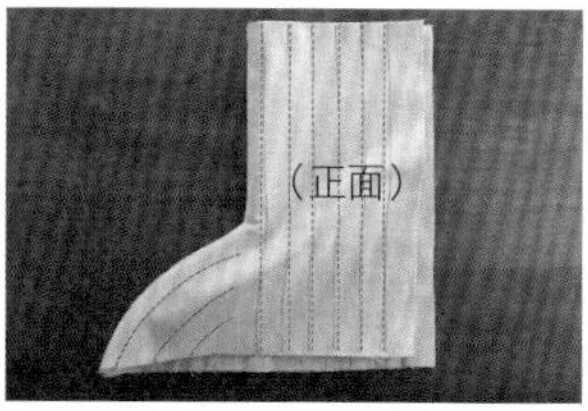

3. 翻回正面，壓縫弧線與直線（間距約3公分）。

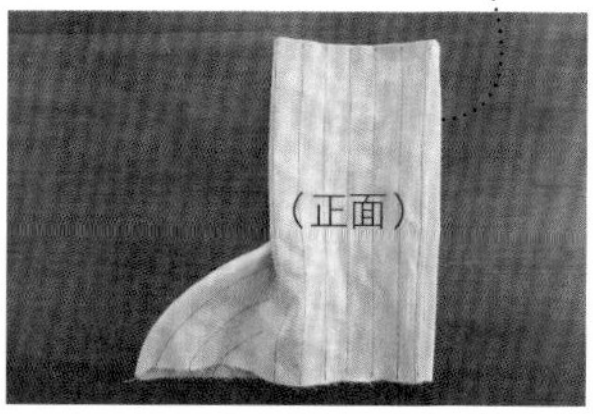

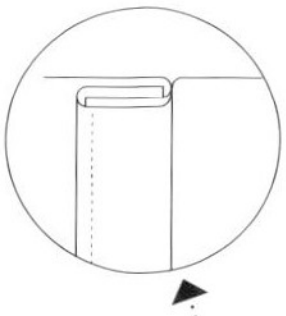

4. 左右鞋身於後方以二折縫方式接合。

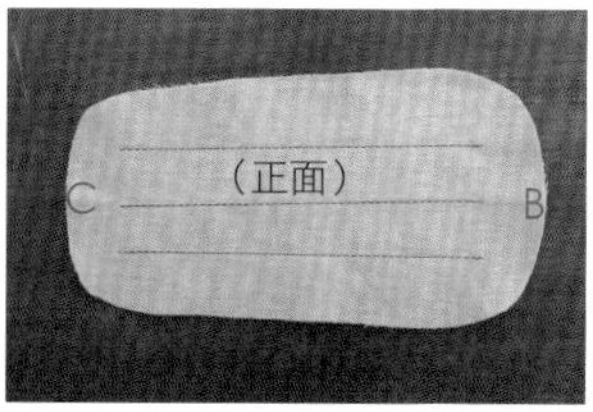

5. a鞋底兩片反面對反面，壓縫直線（間距約3公分）。

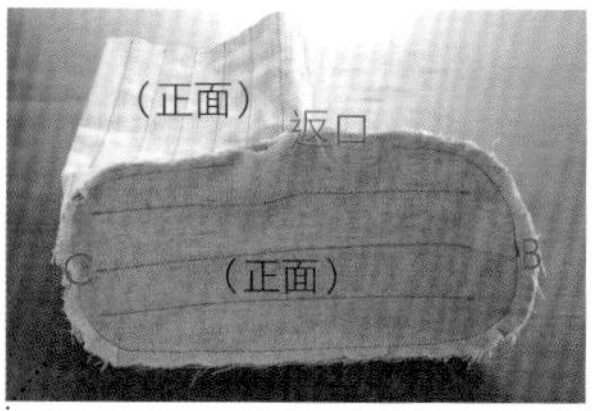

6. a鞋底與鞋身車縫接合，留一返口，再與b鞋底正面對正面車縫一圈，留一返口。

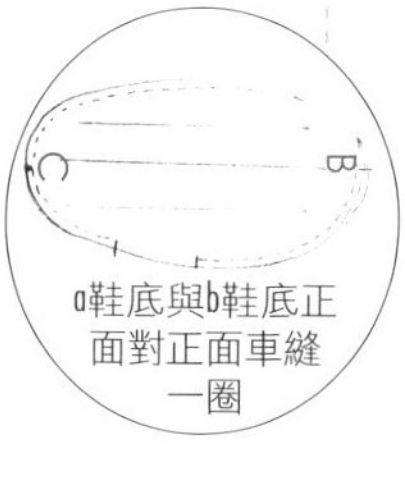

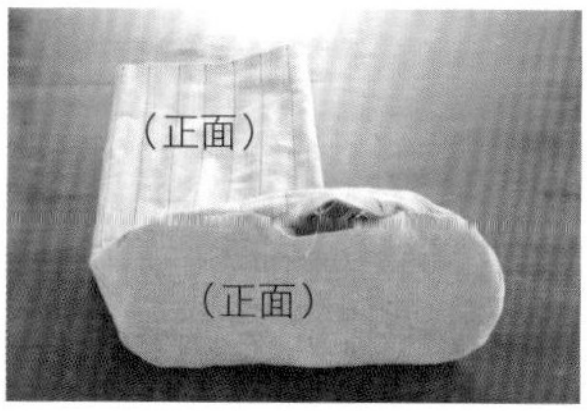

7. 將鞋子翻回正面，從返口處填充鞋底紅豆並縫合。

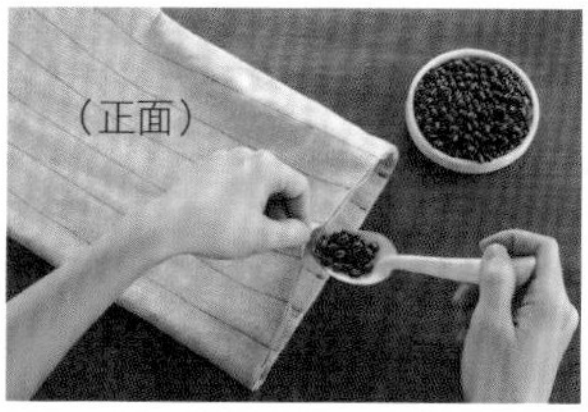

8. 從鞋子上方填充鞋身紅豆。

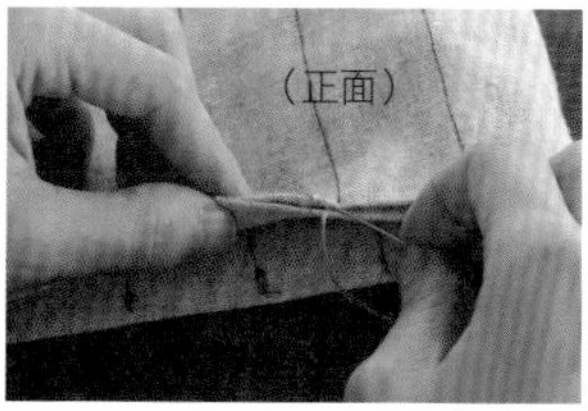

9. 以藏針縫縫合開口即完成。

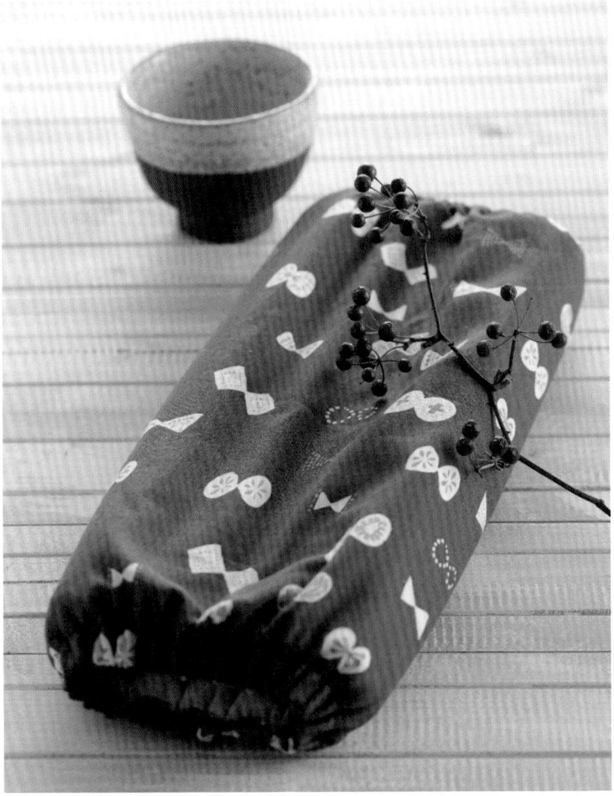

暖手套

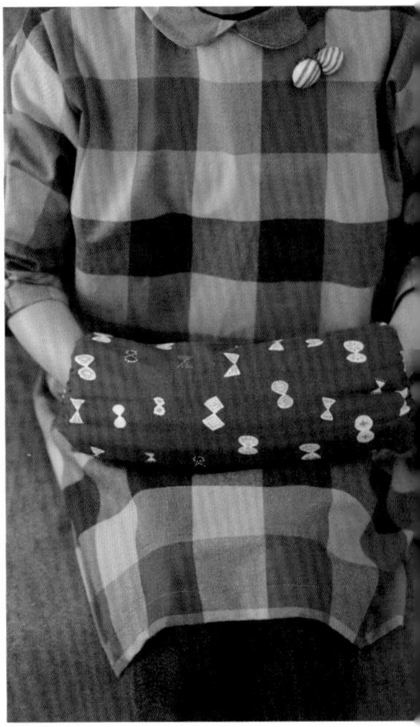

排片方式

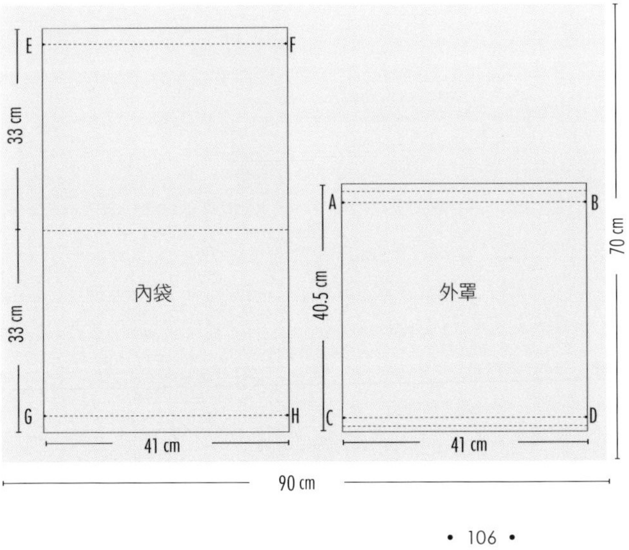

步驟作法

(1)內袋製作

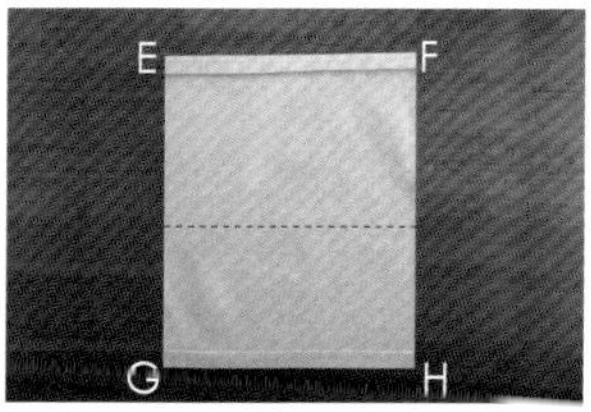

1. 製作內袋。兩短邊往內折1公分。

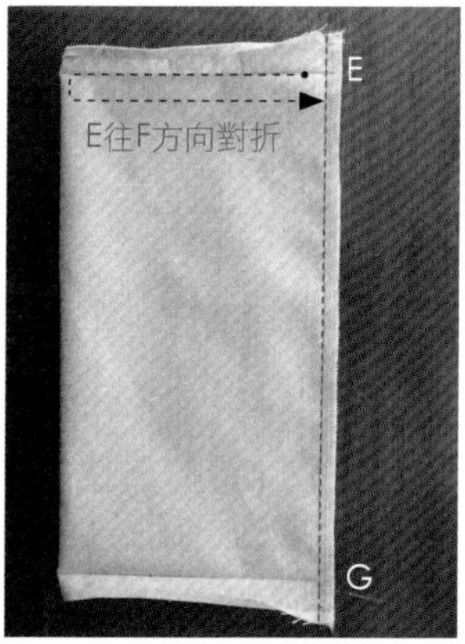

2. E往F，G往H方向對折，車縫E到G直線。

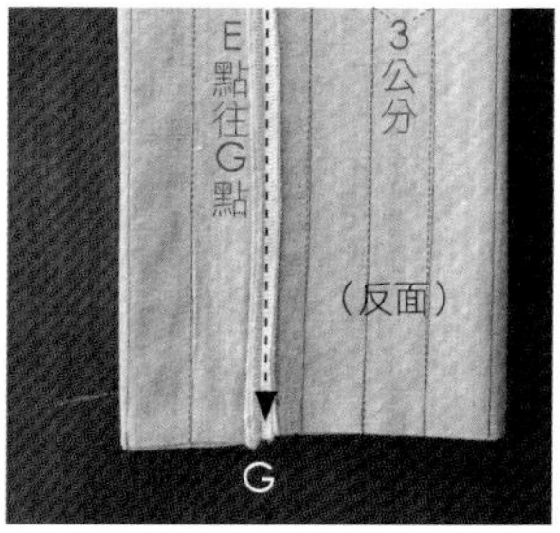

3. E點往G點對折後，每3公分壓一道線。

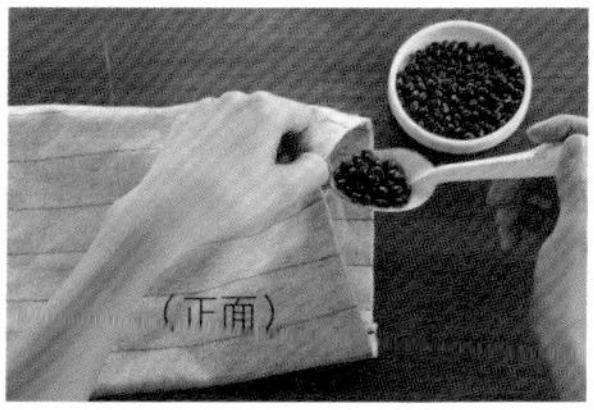

4. 從上方填充紅豆。

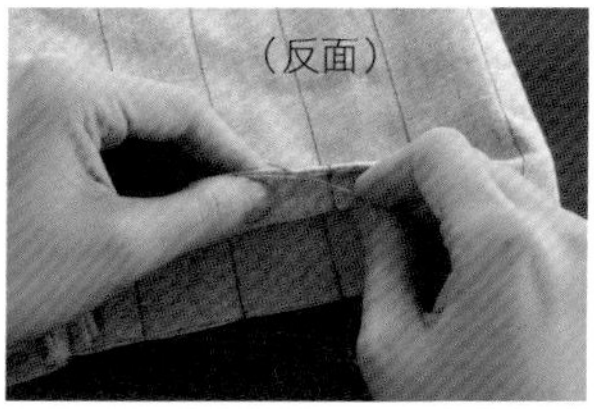

5. 填充後以藏針縫縫合開口，即完成。

(2)外罩製作

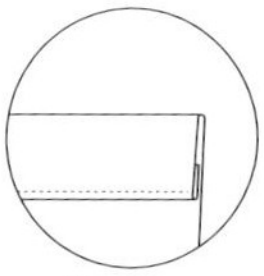

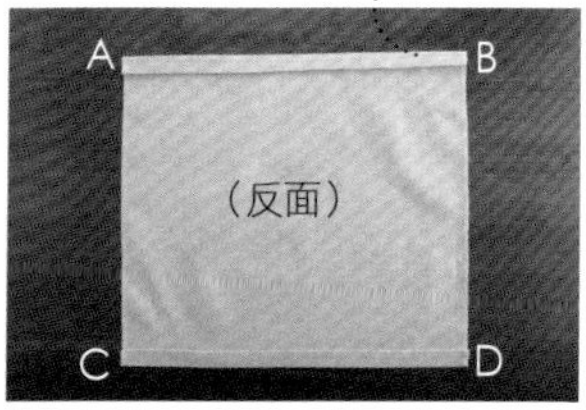

6. 先將上下折燙兩褶，約2.5公分寬(可穿入鬆緊帶的寬度)。

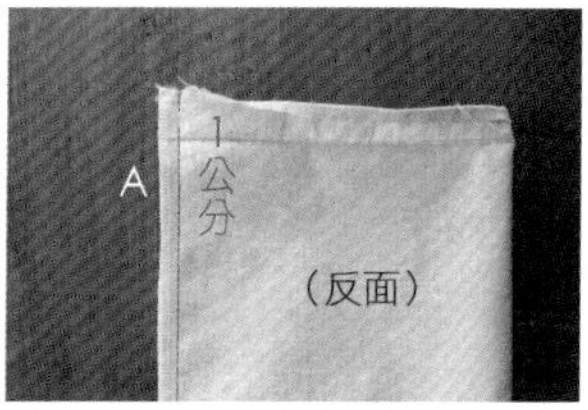

7. B點對A點，D點對C左右對折後車縫一道，上下兩邊皆須各留下個約1公分的寬度不車。

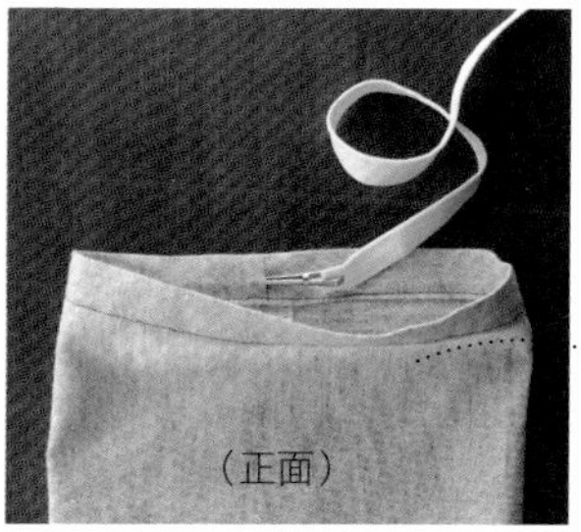

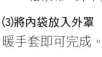

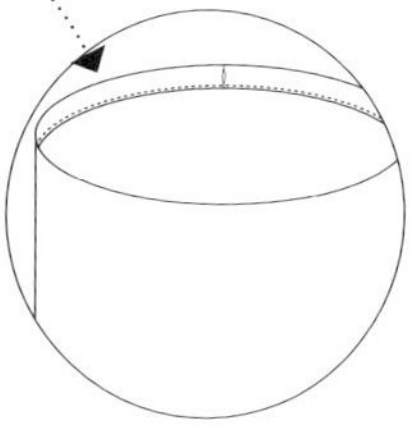

8. 翻回正面後，鬆緊帶處壓縫一圈，並穿入鬆緊帶，外罩完成。

(3)將內袋放入外罩

暖手套即可完成。

懶人版肩式披枕

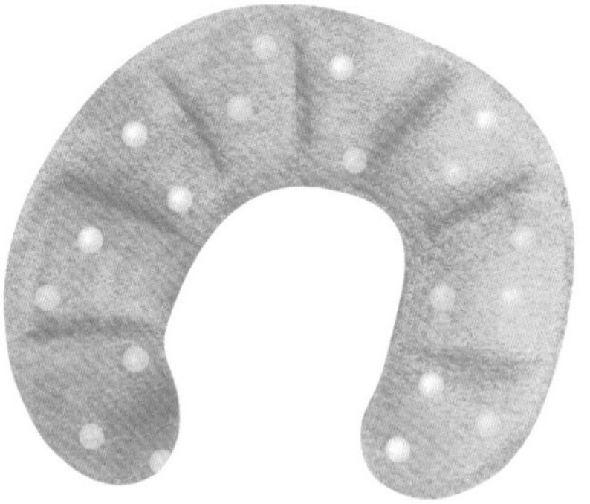

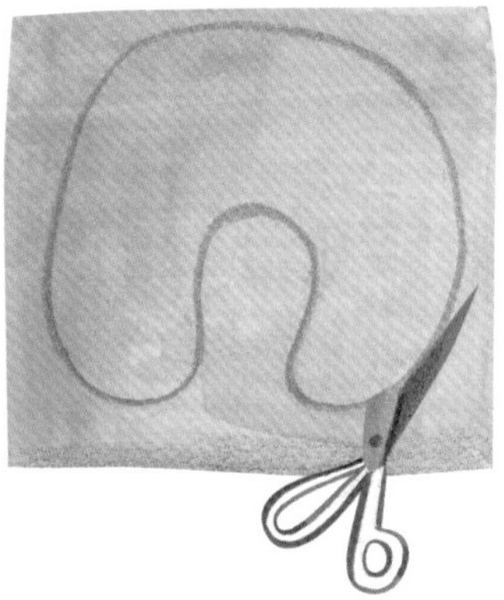

1. 在描圖紙上畫出甜甜圈型的二個圓，大圓直徑45公分，小圓直徑8公分，外圍預留縫份約1公分。

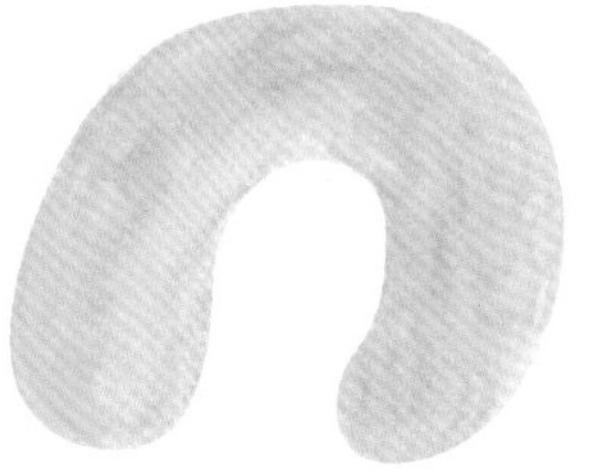

2. 剪下描圖紙上的圖形。

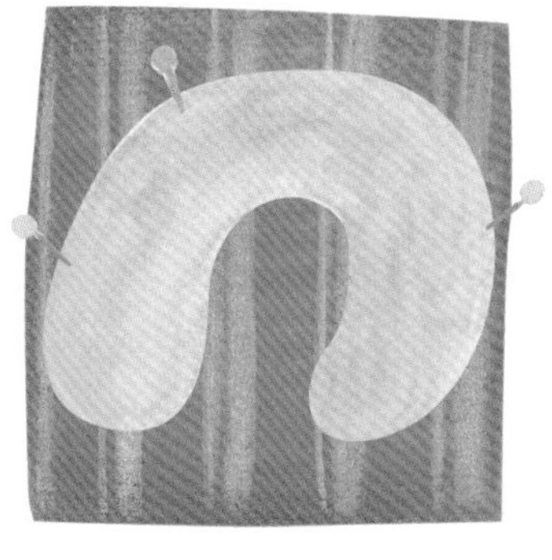

3. 將描圖紙以珠針固定在布材上。

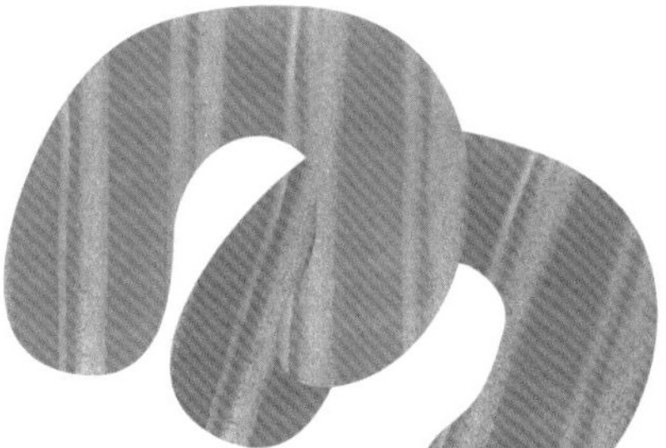

4. 照著紙型裁剪二片相同形狀的布材。

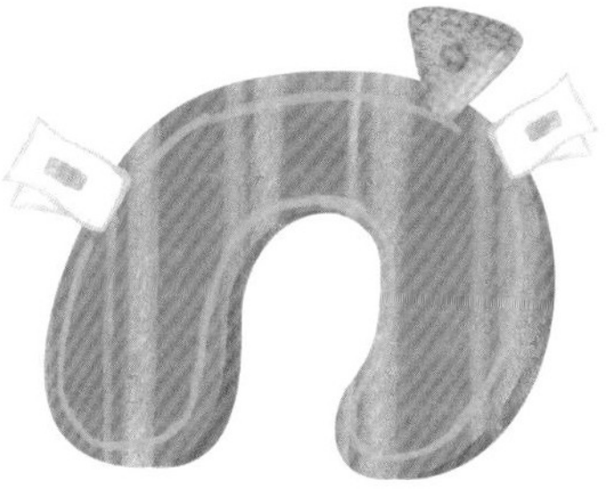

5. 將二片甜甜圈以強力夾固定，以粉筆在布上畫出約1公分的縫份。

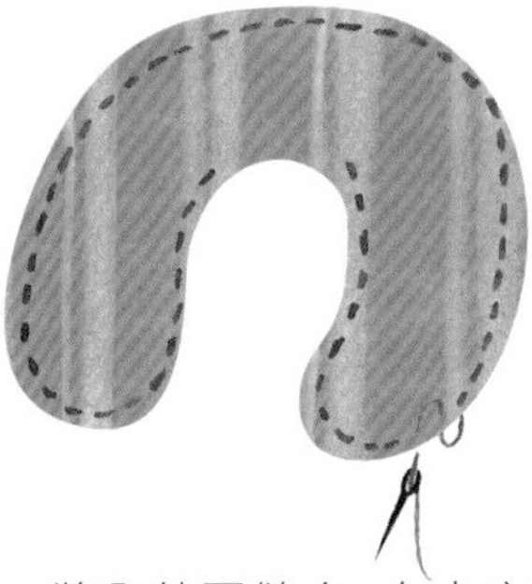

6. 將內外圈縫合，在上方預留填裝紅豆的開口。

7. 從開口處翻至正面。

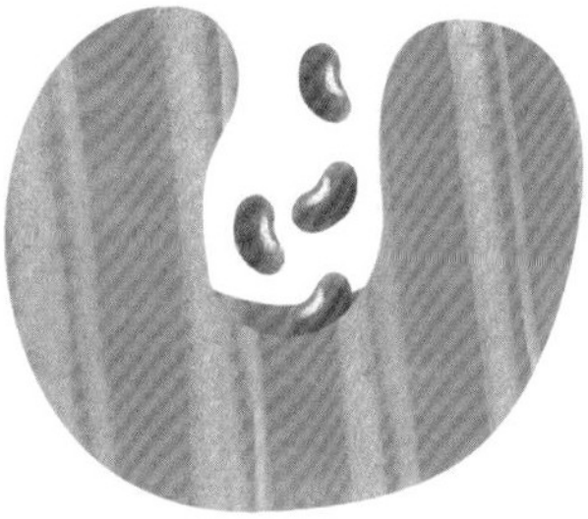

8. 整平布料。

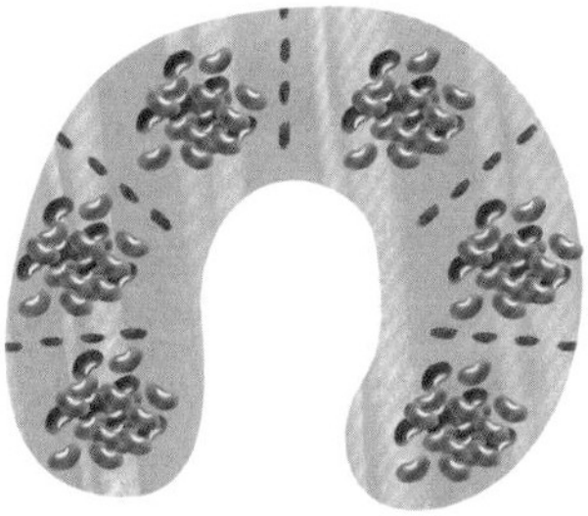

9. 縫六等分隔線，底部不縫死，再依序填入紅豆，直到整個完成。

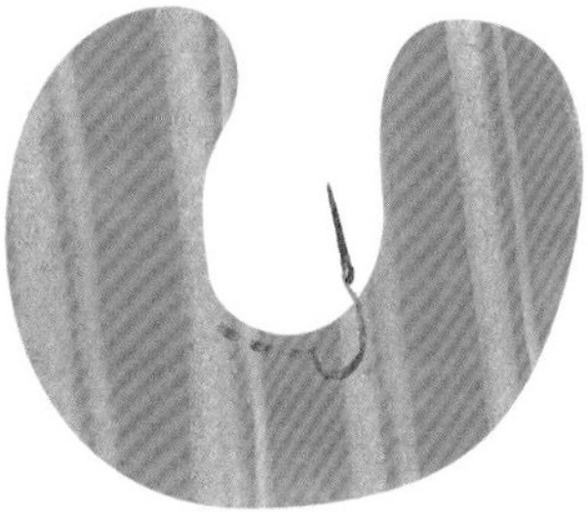

10. 最後把預留的開口縫合。

無需縫紉工具！
一隻襪子就能做的溫敷紅豆球

不會使用針線和縫紉機的人，也能利用漂亮的襪子或不織布袋做出專屬溫敷袋。

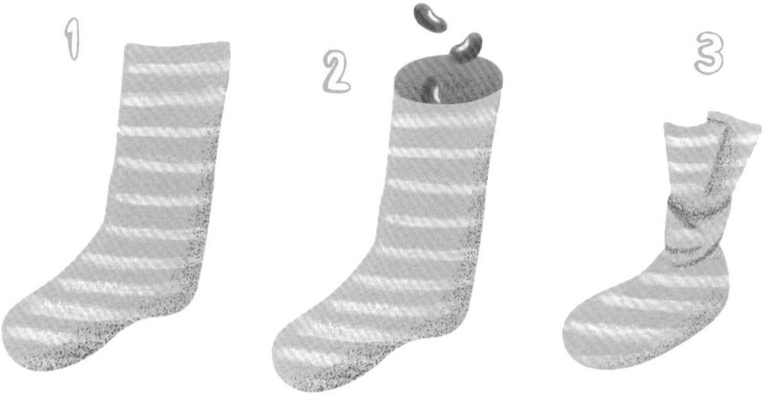

短時間完成

將適量紅豆裝入襪子中，襪口打個結即可做出一個溫敷紅豆球，簡單不費時。

款式變換多

自由選擇喜歡的花樣和材質（棉質最佳），材料取得不費力。

使用方便

放入的紅豆量可以隨自己的使用習慣增加或減少，紅豆愈多保溫時間愈長。清潔、更換都很容易。

Chapter 4

每天紅豆一下，日常保養這樣做

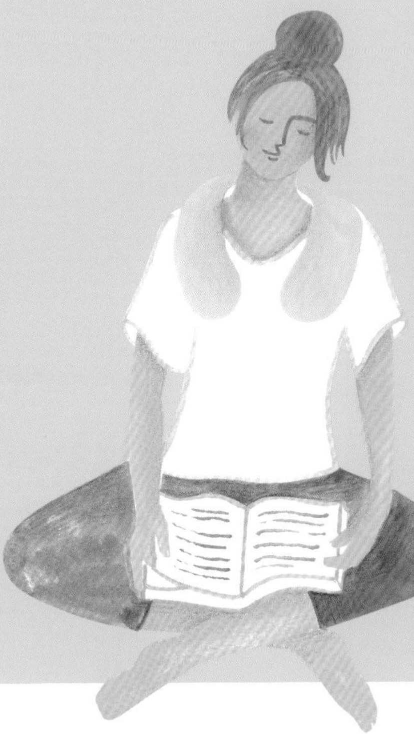

在行醫經驗中，我始終強調「**養生先於預防，預防勝於治療**」。養生的含義是在平時養成良好的作息、飲食、保養身體的習慣，加上心理狀態的強化，將正向能量加注於自己，相信身體的自癒力；而預防，則是我們預想到未來可能發生的疾病，或是以前曾發生過的疾病，透過不同的方式避免這些疾病的發生。最後手段才是治療，是在疾病發生之後根據疾病的性質來醫治。養生、預防、治療這三個步驟都可以透過溫敷去達成，但是須有主次順序，我最強調是養生為健康之本，一旦把身體的基石打好，加強身體自癒的能力，疾病就不容易找上門。現在，就讓我們開始一起用紅豆來養生吧！

晨起溫敷
神清氣爽，消除水腫

類型
點揉紅豆球

時間：3-7分鐘 ｜ **溫度**：42-47度

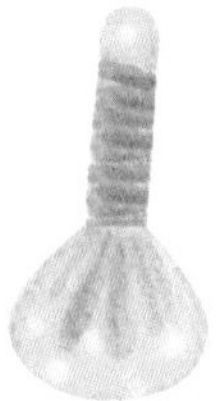

可添加藥草
迷迭香

溫敷步驟

早上很難醒過來，醒後昏沉無力，臉部浮腫，頭頸部僵硬的人，起床梳洗過後，可用「點揉紅豆球」點壓按揉，從後頸部風池穴到前頸部頰車穴，按壓鎖骨上方凹陷處約一分鐘，然後從下巴往兩頰方向壓敷，再從鼻樑開始繞眼周輕輕壓敷，繞三圈後，敷眼皮三十秒，最後再壓敷前頸部與壓鎖骨上方凹陷處約一分鐘。不僅能排水消腫，也能增加大腦血液與氧氣供應，讓頭腦清晰。

運動後溫敷

舒緩肌肉，輕鬆不緊繃

類型

點揉紅豆球、肩式披枕、襪式腳套

時間：10-20分鐘 | **溫度**：42-47度

可添加藥草

威靈仙、延胡索

溫敷步驟

在運動後感覺肌肉不適或痠痛時，可以利用溫敷舒緩，使局部的血管舒張、緊繃肌肉群變得柔軟，幫助身體移除造成慢性疼痛的發炎物質或乳酸堆積。

依照身體四肢不同部位選擇適當的溫敷工具，大腿部及背部適合使用「枕型紅豆敷」，小腿可使用「襪式腳套」，肩部及後背部可使用「肩式披枕」，手臂使用「點揉紅豆球」。進行溫敷後搭配做些伸展動作，可降低肌肉痙攣並放鬆情緒。

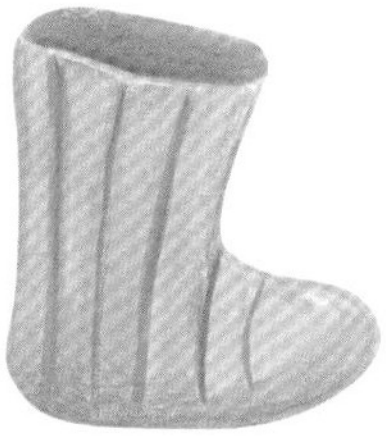

睡前溫敷

鬆筋寧神，一夜好眠

類型

枕型紅豆敷

時間：不限 ｜ **溫度**：42-50度

可添加藥草

鼠尾草、薰衣草、貓薄荷

溫敷步驟

許多人容易在睡前想東想西、腦子亂轉，沒辦法放鬆身心，導致難以入睡或淺眠多夢，可以用枕型紅豆敷在脖子下方溫敷。紅豆香氣有安定心神的功效，溫敷能放鬆頸部至頭部僵硬的肌肉，疏通膀胱經，讓身心能夠很快安穩下來，可以很快入眠且睡得比較安穩。

氣溫驟降時，總要躺好久，被窩才能暖起來的人，枕型紅豆敷除了可以枕在脖子下外，也可以在入睡前加熱放在腳底，再以棉被覆蓋直到天亮，可以驅除寒冷，改善入睡品質。

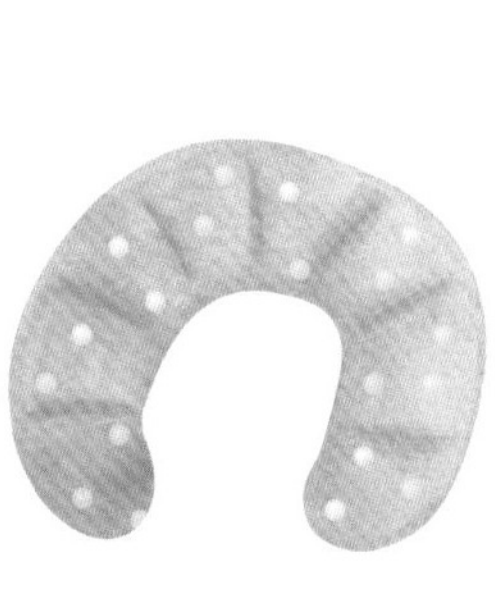

女性溫敷
養子宮、顧卵巢

類型
點揉紅豆球

時間：10分鐘 ｜ 溫度：40-45度

可添加藥草
艾葉、延胡索

溫敷步驟

女性活力健康的來源在於卵巢及子宮，如果卵巢及子宮保養得宜，月經週期順暢、氣血循環好，就不易老。要保養子宮卵巢，我的首選為三陰交、子宮及帶脈穴。

婦科有問題的女性，按揉三陰交都會有較深層的痠痛感，表示在此穴位氣血不順暢，許多人在溫敷按摩三陰交，搭配內服藥後，婦科問題都有很好的改善。帶脈則穴則可以讓我們的腰腹和骨盆子宮經絡氣血運行正常，再搭配溫敷子宮穴去除身體寒濕，效果更好。

溫敷方式為使用點揉紅豆球各溫敷三個穴位十分鐘，溫敷順序為由上到下，分別是帶脈、子宮、三陰交，女孩從十歲左右就可開始溫敷，可讓初經順暢；更年期過後也可以溫敷，能防止停經後子宮卵巢氣血滯澀，減緩更年期症候群。

男性溫敷

扶正培元不疲勞

類型

點揉紅豆球

時間：10分鐘 | **溫度**：40-45度

可添加藥草

陳皮、川芎

溫敷步驟

足三里在我心中是男性溫敷穴位的首選，原因是其能扶正氣、培元氣，性質平和，偏平補的作用，且有健胃排濕的功能。男性本是偏向陽性的體質，又常常需要應酬，喝酒、大魚大肉免不了，所以許多體質是偏熱、偏濕的，雖然常常身體覺得疲累，卻是由濕熱困住身體所引起，不適合長期溫敷太溫補的穴位。這時候溫敷足三里，不但能夠增加元氣，也能夠和腸胃、消食滯，清熱化濕，讓濕熱排掉，精神自然就清爽了起來。

方法為先按壓左右足三里各一分鐘後，使用點揉紅豆球於左右足三里溫敷十分鐘，每週三次，持續一個月以上，可以收到不錯的效果。

嬰兒溫敷
預防脹氣、便秘、腸絞痛

類型
點揉紅豆球

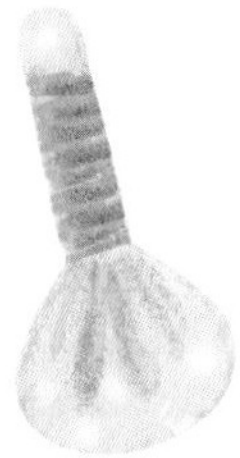

時間：3-5分鐘 ｜ **溫度**：40-42度

可添加藥草
陳皮、山楂、吳茱萸

溫敷步驟

嬰兒或幼兒脹氣、便秘、腸絞痛適合使用「點揉紅豆球」，父母可先在手腕內側測試熱度，以溫熱不燙手為宜。隔著衣物輕輕覆蓋寶寶肚臍以下腹部約十秒，然後以肚臍為中心，順時針緩慢輕柔按壓腹部十至十五圈，最後停留在下腹部十秒就完成了。

按壓時要隨時注意寶寶表情，如果有不舒服或哭鬧的情形，請暫停按壓與溫敷動作。

脹氣嚴重的嬰幼兒也可以使用點揉紅豆球溫敷腳底的湧泉穴，溫敷時間約三至五分鐘，有引氣下行的功能，在紅豆球內加入乾燥吳茱萸效果更好。

兒童溫敷

長身高、增肌肉、強腦力

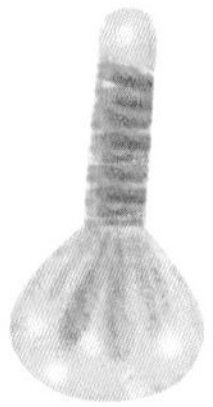

類型

點揉紅豆球、枕型紅豆敷

時間：30-40分鐘 ｜ **溫度**：40-45度

溫敷步驟

正值發育期的兒童或青少年，可以使用點揉紅豆球或枕型紅豆敷溫敷腳底的湧泉穴十五分鐘，溫補腎氣，再用點揉紅豆球溫敷腹部的氣海、關元穴十五分鐘，加強補氣養血。點揉紅豆球的大小可以將此兩穴位一次溫敷到，溫敷完會覺得全身上下都熱了起來，隔天上課精神也會變好。一週溫敷三至四次，持續三個月以上，能讓身體強壯，提高免疫力。身高低於平均值的兒童可以增加溫敷頻率至一週四至五次，能加強生長發育。

老人溫敷
強化精力體能

類型

枕型紅豆敷

時間：30-40分鐘 ｜ **溫度**：40-45度

可添加藥草

乾薑、茴香、桂枝

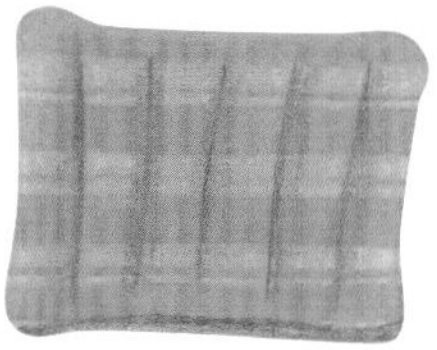

溫敷步驟

腎氣及命門火是生命的根源。當年紀越來越大，腎陽及命門之火會逐漸耗盡，如「風中殘燭」。所以年紀大的人會發現體力一年不如一年，開始出現容易喘、疲倦乏力、頻尿、怕冷、腰腳痠軟的症狀；年輕時食慾明明很好，年紀越大食慾卻越來越差，都是腎陽漸衰造成。命門穴及腎俞穴是溫補腎陽的兩大要穴，加強溫敷命門及腎俞，就像是為身體的火爐重新點火一樣，可以增強體力，減緩衰老。

溫敷方法為在俯臥的時候使用枕型紅豆敷置於腰部腎俞及命門位置十五分鐘。由於兩穴位相近，所以可以同時溫敷。如果在睡前溫敷，可以敷上後直接入睡，對於老年人陽虛失眠也有很好的幫助。

老人溫敷

強化膝蓋力量及活動度

類型

枕型紅豆敷

時間：30-40分鐘 ｜ **溫度：**40-45度

可添加藥草

威靈仙、細辛、乾薑、懷牛膝

溫敷步驟

膝關節常常痠軟無力的人，尤其是老年人，可將枕型紅豆敷放在膝蓋位置。溫敷時要保持呼吸自然，心情放鬆。每一隻腳溫敷十五至二十分鐘，每天一至二次，能增加膝蓋的氣血流量，強化軟組織的延展性並關節活動度，對於天氣變化造成的痠痛也有緩解作用。

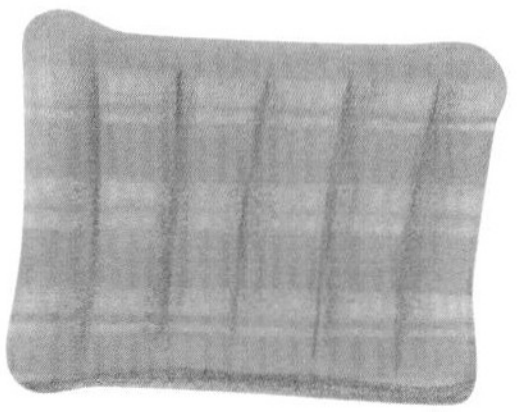

Chapter 5

預防先療，對症溫敷

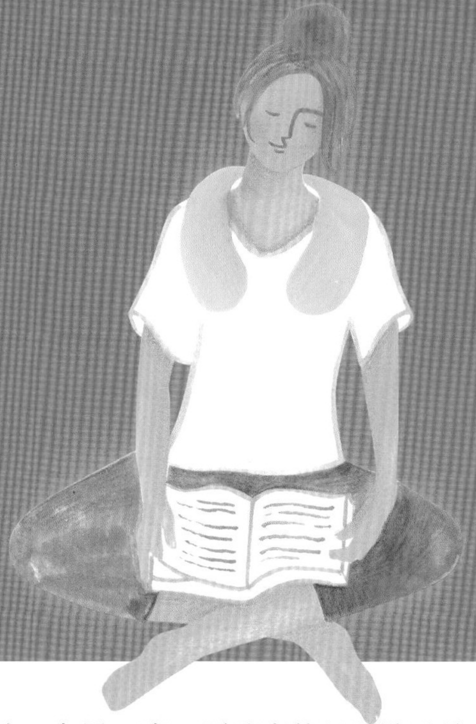

上一章提到幾種日常養生的溫敷法，在這一章，要分享的是預防及治療的溫敷法。剛剛我有強調，「養生先於預防，預防勝於治療」，但如果平常疏於保養，身體時常有大大小小症狀出現，這時候紓解這些病症就很重要了！中醫把人體視為一個陰陽、氣血平衡的整體，當某一處出現滯澀、氣血不暢通，會影響到整體的平衡。就像是臨床上常常發現，若一個人的腳踝有問題，那麼他的骨盆及脊椎通常也會有歪斜，也就是說，身體的變化通常是牽一髮而動全身的，千萬不要認為身體一些症狀很輕微就不去理會。

婦女生理痛

時間：20-40分鐘
溫度：45-55度

使用工具｜點揉紅豆球、枕型紅豆敷

溫敷位置
八髎、子宮

很多女性在生理期來時都會疼痛，許多人會選擇服用止痛藥來減緩疼痛，其實，中醫也有方法可以緩解生理痛，但我們更須注意的是，「痛」其背後的意義。大部份的生理痛是因為氣滯血瘀引起，這個瘀滯可能在子宮卵巢或是經絡上，我們可以用溫敷、藥物或針灸加以疏通，一旦氣血順暢，疼痛就可以減緩。若是長久不去理會生理痛這個警訊，讓氣滯血瘀日漸嚴重，可能會產生更多症狀及問題，像是生殖問題、子宮疾患…等。嚴重性不容小覷。

經前症候群嚴重，或經來腹痛的女生，可以月經來潮前的三到五天，每天至少溫敷八髎及子宮穴二十分鐘，可前後同時溫敷，也可先敷「八髎」再敷「子宮」，能排除子宮寒濕，溫通經絡、減緩經前症候群。經來時如果有經痛感，可以以雙手食指指結按壓兩嘴角正下方約1.5寸處三分鐘，需按至有酸脹感，並加強溫敷八髎及子宮三十至四十分鐘，可減緩疼痛，幫助子宮收縮。

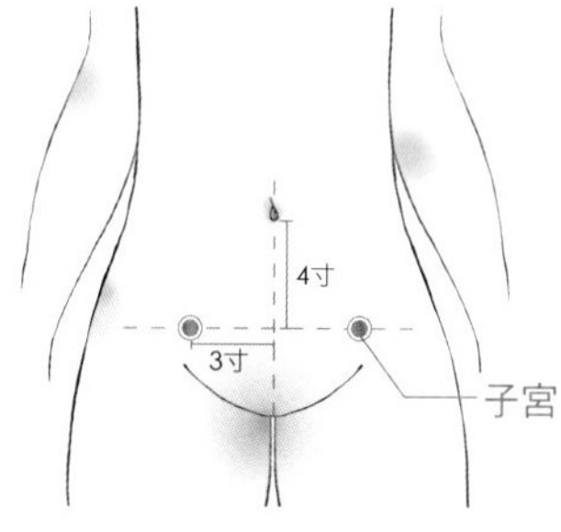

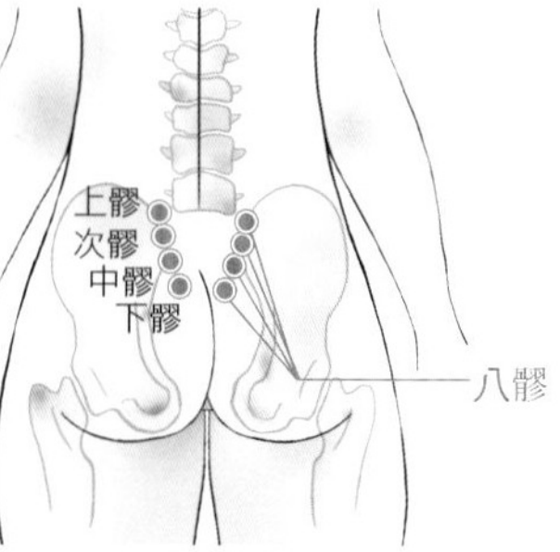

頸部僵硬

時間：20-40分鐘
溫度：45-50度

使用工具｜肩式紅豆披枕、枕型紅豆敷

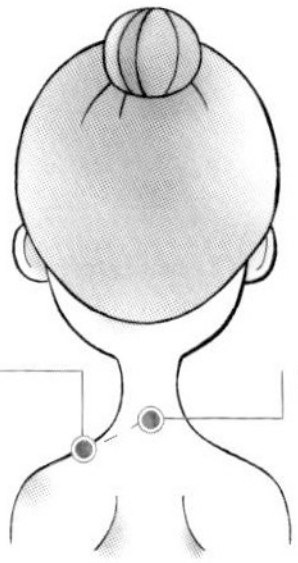

溫敷位置

肩井、大椎

脖子肌肉過度疲勞，受到風寒入侵，會影響腦部氣血循環，造成頭腦混沌，也可能有失眠及手麻的情形，許多身心疾病都可能發生。要顧好脖子的健康，第一要務就是保暖及放鬆。

治療頸部僵硬，每日早晚可緩緩前後運動頸項十次，再左右轉動頸項十次，使肌肉放鬆後，進行十五分鐘的肩井、大椎穴溫敷，可減輕肩頸部痠痛並改善睡眠，使通往腦部的氣血順暢，思慮清明。

頭痛

時間：20-30分鐘
溫度：43-45度

使用工具｜點揉紅豆球

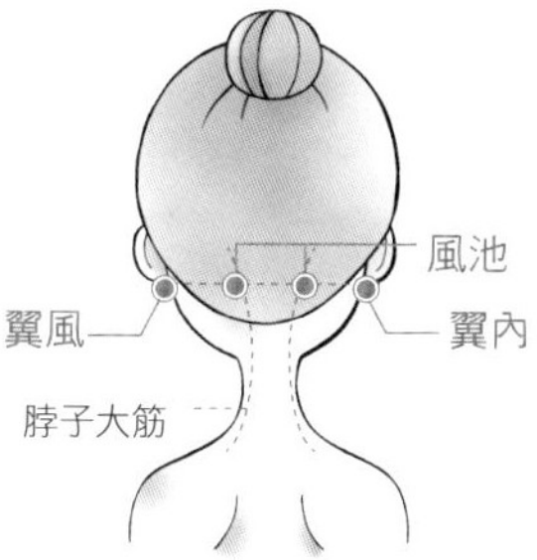

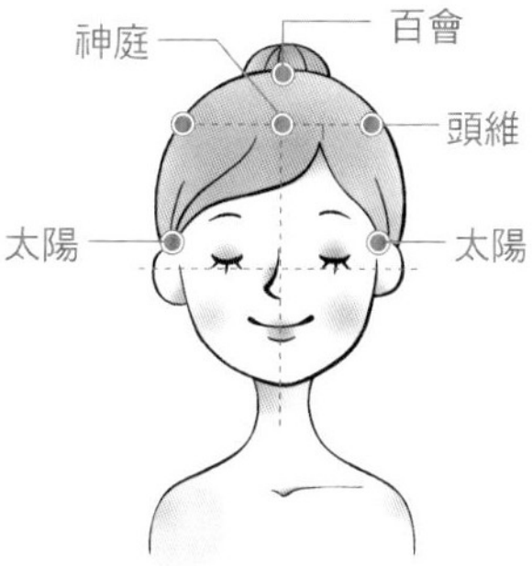

溫敷位置

百會、神庭、風池、頭維、太陽穴

「偏頭痛」（太陽穴處疼痛）與遺傳、神經及內分泌失調有關，主要是由於腦部血管激烈收縮或擴張造成。「前額痛」則多為壓力、過度疲勞、睡眠不足所致。「後腦痛」則是由頸部肌肉僵硬牽連至後腦肌肉引起，又稱作緊縮性頭痛。

以上三種頭痛，都可用點揉紅豆球先溫敷「百會」十分鐘後，偏頭痛再敷「太陽」及「翼風」，前額痛找「神庭」及「頭維」，後腦痛找「風池」，各溫敷五分鐘，可以緩解頭痛症狀。

平常頭痛沒有發作時也可以遵循此方法溫敷，有預防頭痛發作的效果。

耳鳴

時間：20-30分鐘
溫度：43-45度

使用工具 | 點揉紅豆球

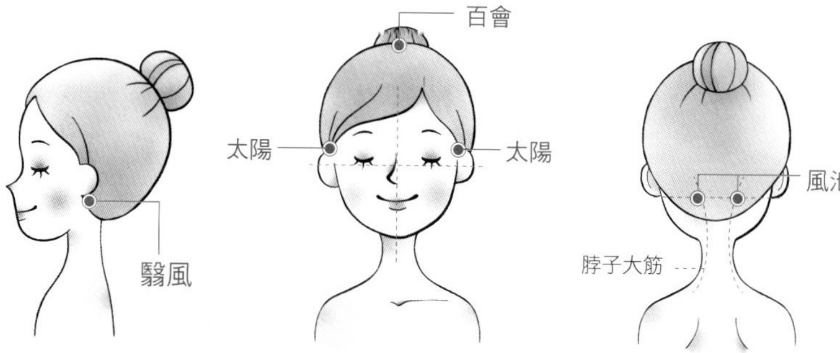

溫敷位置
翳風、太陽、風池、百會

耳鳴是由腦部、耳朵末梢血液循環不良或神經受損所引起，造成原因很多，情緒壓力、失眠、梅尼爾氏症、感冒…都有可能造成耳鳴。治療耳鳴須治標及治本並重，也就是要找出耳鳴是哪一種原因引起。如果是因為壓力或睡眠，必須加以改善睡眠、減輕壓力；如果是感冒或是鼻竇炎造成，則必須將感冒治療好。另一方面，要加強腦部及耳部的氣血循環，防止瘀阻。

溫敷翳風、太陽、風池、百會穴可以加強腦部及耳部的氣血循環，減緩耳鳴，也可以防止聽力退化。利用點揉紅豆球溫敷百會五分鐘，再依序溫敷風池、翳風、太陽各三分鐘，最後將點揉紅豆球至於耳朵前方輕輕揉二十下，急性期建議每日溫敷。

失眠

時間：20-40分鐘
溫度：45-55度

使用工具｜肩式紅豆披枕、枕型紅豆敷

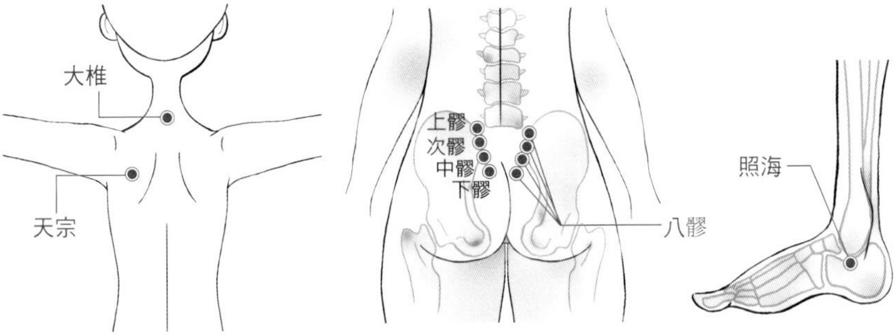

溫敷位置

大椎、肩背、八髎、照海

有不易入睡問題者，睡前可以躺在床上，用枕型紅豆敷溫敷頸項處，然後依照肩膀、上背部、下背部由上往下移，包括「大椎、天宗、八髎」等穴位，每處停留約五至十分鐘，最後將二到三個紅豆敷放入腳底棉被中直接睡覺。

如果有口乾舌燥、心煩睡不著、手心發熱、腰痠的症狀，可以增加溫敷照海穴五至八分鐘，能夠滋腎陰、降心火、從而有助眠的效果。

睡前溫敷的溫度不宜太高，流汗過多反而不易入睡，慢慢加溫，身體會開始萌生睡意，也能有效消除焦慮的情緒。

肩關節炎

時間：20-30分鐘
溫度：43-45度

使用工具｜肩式紅豆披枕

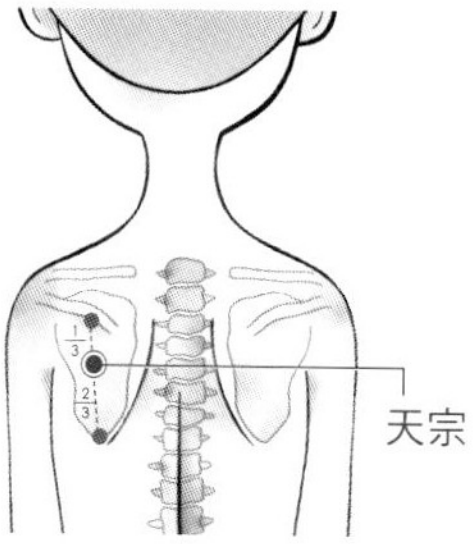

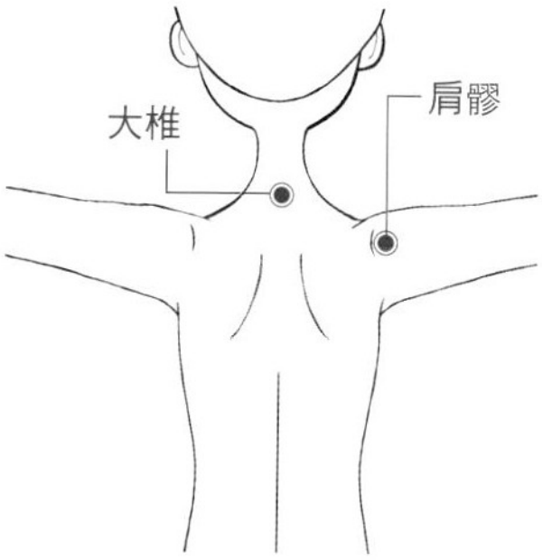

溫敷位置

大椎、天宗、肩髎

肩關節勞損過度，容易造成肩部旋轉肌緊繃發炎及夾擠症候群，臨床上多見於家庭主婦或需常常勞動的人，如果有肩關節活動時疼痛，無法梳頭、穿衣，手舉不起來，甚至睡覺碰到會痛醒的症狀，可以每天按壓大椎、天宗、肩髎各十下，再溫敷各穴位十分鐘，可放鬆肩部旋轉肌的四條肌肉，減緩夾擠症候群。

待疼痛症狀稍緩解後，需要多作爬牆運動及拉毛巾運動以預防肌肉沾黏而形成五十肩。

肩頸痠痛

時間：20-30分鐘
溫度：45-55度

使用工具 | 肩式紅豆披枕

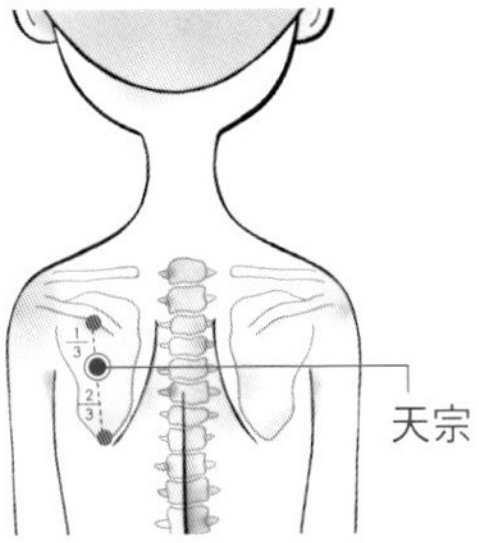

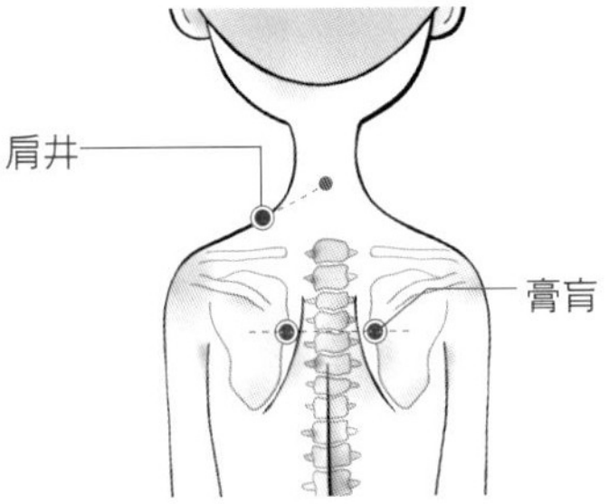

溫敷位置

天宗、膏肓、肩井

肩頸痠痛是我在門診中最常遇到的症狀之一。現代人長時間使用電腦，常常姿勢不正確或不知不覺有聳肩的動作，造成肩頸的斜方肌、提肩胛肌、大小菱形肌常處於緊繃狀態，形成筋結。預防肩頸緊繃，使用電腦時手肘需呈九十度，肩膀放鬆，並且每三十分鐘活動肩關節避免肌肉僵硬。

溫敷肩井、天宗、及膏肓穴可以放鬆斜方肌、提肩胛肌、大小菱形肌，對於肩部緊繃僵硬有很好的幫助，溫敷前先緩慢的前後左右活動頸部各十次，再用指腹按壓肩井，力道由輕至重，再由重至輕，以有痠脹感為宜，約三分鐘，再按壓天宗一分鐘，接著使用肩式紅豆披枕溫敷十五分鐘，使肩部的血氣運行通暢。

媽媽手

時間：15-20分鐘
溫度：43-48度

使用工具｜點揉紅豆球

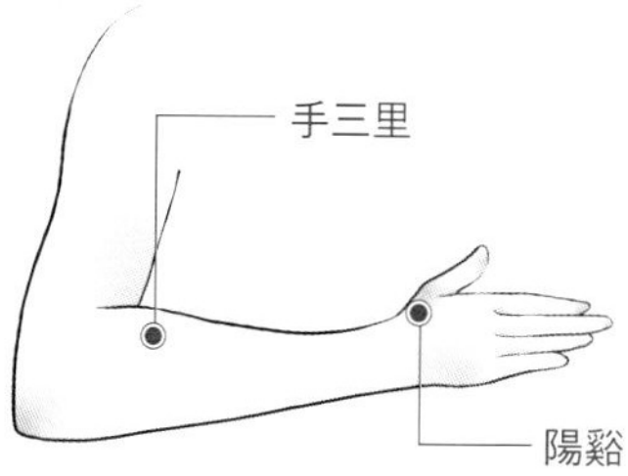

溫敷位置

陽谿、手三里

媽媽手是因長時間施力不當、使用過度，造成手腕背側拇指側的支持帶出現增厚，壓迫到其下方的伸拇短肌及外展拇長肌肌腱和滑膜，引起發炎腫脹而成。症狀為手腕大拇指關節腫脹、疼痛、大拇指活動受限。

急性發作時，必須讓手作適當的休息，減少進一步的傷害，並行溫敷。平時也要使用護腕避免肌腱過度摩擦。

溫敷前先從大拇指根部至手腕處進行按摩，單手約三分鐘後換另一隻手，然後使用點揉紅豆球溫敷陽谿穴五分鐘，再溫敷手三里穴五分鐘。可以放鬆緊繃肌腱及滑膜，減緩媽媽手。

風寒感冒

時間：20-40分鐘
溫度：45-50度

使用工具｜點揉紅豆球、枕型紅豆敷

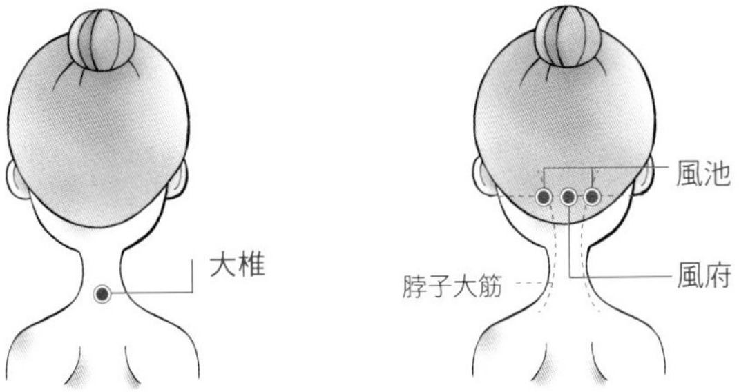

溫敷位置

風池、風府、大椎

風寒感冒是因為體表衛氣虛弱，風寒之邪進入體表造成的一連串症狀。症狀包括：畏寒、不出汗、頭痛、全身酸痛、鼻塞流清涕、咳嗽吐稀白痰、想喝熱飲…等。這個時候做穴位溫敷可以提振體內陽氣衛氣，幫助風寒排出。

方法是用枕型紅豆敷或點揉紅豆球先溫敷風池及風府穴十分鐘，再溫敷大椎十分鐘，溫度以感覺微微發燙為宜，使身體稍稍出汗最好，如果尚未出汗，可以拉長溫敷時間或稍稍提高溫度。溫敷完畢再喝一碗薑湯使發汗更徹底，能有助於祛除體內寒氣，達到治療風寒感冒的效果。

鼻過敏

時間：20-30分鐘
溫度：45-50度

使用工具｜點揉紅豆球

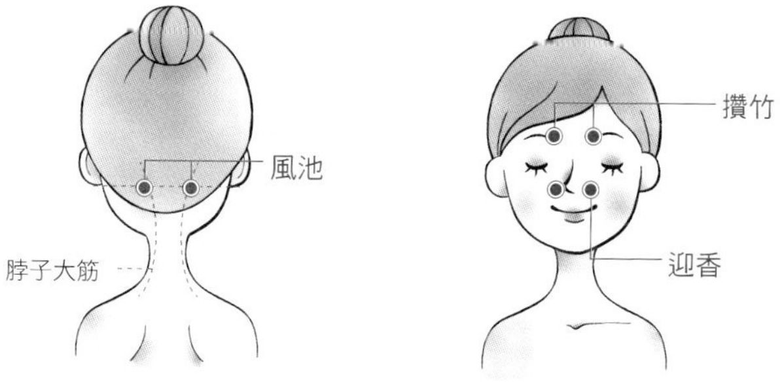

溫敷位置

迎香、風池、攢竹

鼻過敏症狀為打噴嚏、流鼻水或鼻塞、鼻癢、眼睛癢、張口呼吸、夜間打鼾……等，四季中通常冬天或換季時較嚴重，一天則發生在早上症狀較明顯。在我的經驗中，除了空氣污染問題外，最容易使鼻過敏發作就是寒氣，這也是為什麼在冬天或清晨過敏會特別嚴重。維持鼻腔及後頸部氣血暢通溫暖，可以減緩鼻過敏發生頻率及症狀。

預防及治療鼻過敏的症狀，每天使用點揉紅豆球溫敷風池穴及迎香穴、攢竹穴各十分鐘，再按揉迎香穴三分鐘，可增加鼻部及頭頸部溫暖血循，鼻塞也很快就會通了。

氣喘

時間：10-20分鐘
溫度：45-50度

使用工具｜點揉紅豆球、枕型紅豆敷

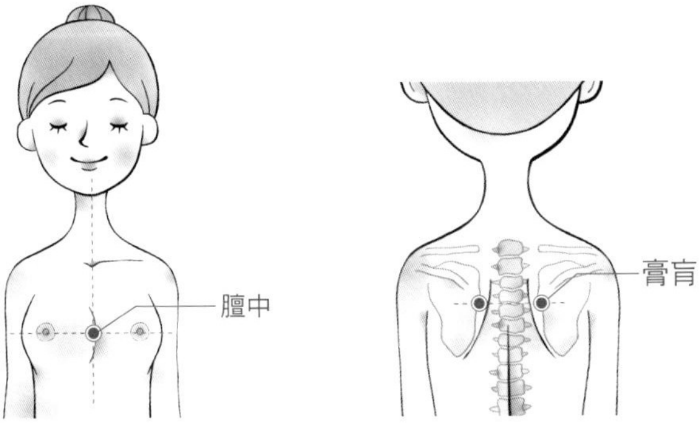

溫敷位置

膏肓、膻中

在現代，因為空氣品質差、加工食品盛行，小朋友氣喘病例較過去多了不少，天氣一變化就開始咻咻喘的病例很多，甚至很多大人也不例外。氣喘的小朋友，多因肺氣虛弱，氣管敏感容易受到外在空氣品質、溫度變化影響。且肺吸入的清氣不足，連帶化生的營衛之氣也不夠，所以多體弱，或消瘦或虛胖，精神也不好。這類型的小朋友，可以常溫敷膏肓穴及膻中穴，有扶陽固衛、補肺氣、調和全身氣血的功能，定期溫敷可減緩氣喘發作頻率及強度。

溫敷時先採趴臥姿勢，使用格狀紅豆敷或點揉紅豆球溫敷膏肓穴十分鐘，再採躺臥姿勢溫敷膻中穴十分鐘，一週可溫敷五至七次。

胸悶心悸

時間：10-20分鐘
溫度：45-50度

使用工具｜點揉紅豆球

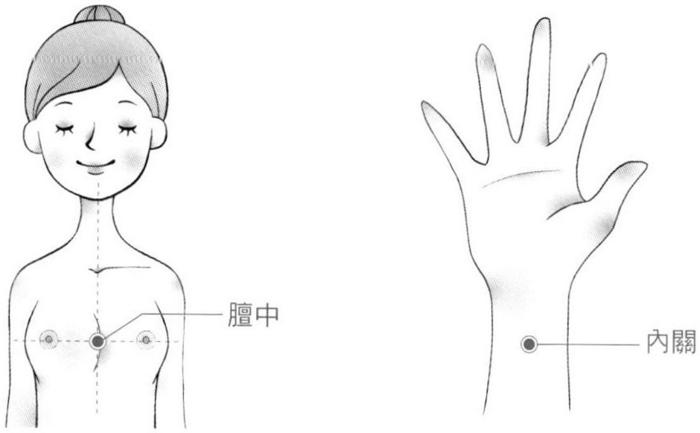

溫敷位置

內關、膻中

很多人常常覺得心悸、胸悶，需要大口吸氣才吸得到空氣，去檢查卻又沒有質器上的問題，這種症狀常常是因為胸中大氣不暢造成，此時溫敷按壓內關及膻中穴有很好的緩解效果。膻中穴可以順氣兼補氣，調暢胸中之氣，而內關可以放鬆橫隔膜、調節心律，兩穴相輔助，效果加成。

一邊深吸深吐氣，一邊按揉內關穴及膻中穴各三分鐘，之後溫敷十分鐘，可以緩解不適感。

對於胃食道逆流造成的胸悶心悸，常溫敷內關穴也可以有和胃降逆的效果。

下半身水腫

時間：30-40分鐘
溫度：45-55度

使用工具｜點揉紅豆球、枕型紅豆敷

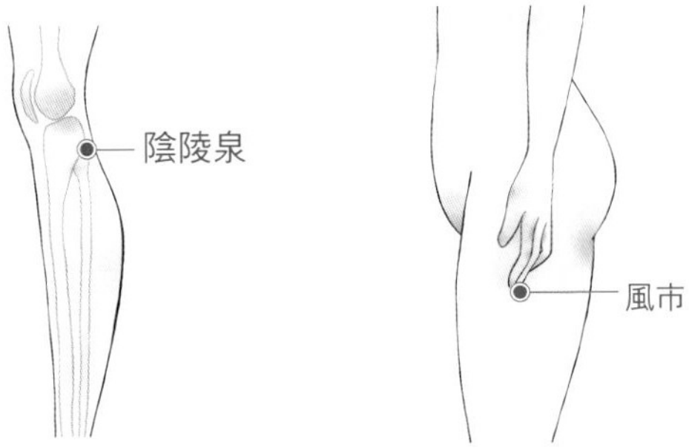

溫敷位置

風市、陰陵泉

久站、久坐容易有下半身水腫症狀的人，通常水分代謝及下半身循環較差，也較容易肥胖。陰陵泉屬於脾經，溫敷陰陵泉對於水腫的效果有兩個層次，一是可以使濕氣排出，二則可以藉由補脾來減少濕氣產生，防止水腫；風市穴則可以幫助排出較黏滯的溼氣，又稱痰濕，對改善下半身肥胖有很好的效果。

將雙手握拳敲風市穴五十下並按壓陰陵泉五十下後，再使用點揉紅豆球各溫敷十五分鐘，可以幫助濕氣排除。風市肌肉較厚的人，也可使用枕型狀紅豆敷加強溫敷。

眼睛疲勞

時間：10-15分鐘
溫度：42-46度

使用工具｜點揉紅豆球

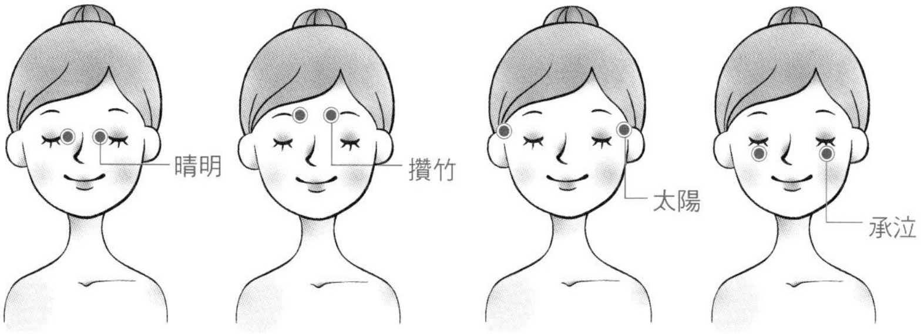

溫敷位置

晴明、攢竹、太陽、承泣

現代人手機、電腦一用就好幾個小時，所以常常感覺眼睛疲勞乾澀，視力模糊，這是因為睫狀肌與眼球肌肉疲勞、僵硬造成。另外，眼壓過高、淚液分泌不足、長時間配戴隱形眼鏡及視網膜營養不足也有可能造成眼睛疲勞。

按壓溫敷眼周的穴道對眼睛疲勞有很好的緩解效果，能放鬆緊繃的眼周肌肉、增加淚液量並穩定淚液薄膜，也能夠促進眼周的血液循環。

先用拇指依序按壓晴明↓攢竹↓太陽↓承泣，各五秒，重複十個循環，再用點揉紅豆球依上述方法溫敷這四個穴道，重複十個循環，最後將點揉紅豆球置於眼睛上方溫敷十分鐘。

腰痠背痛

時間：10-30分鐘
溫度：45-50度

使用工具｜點揉紅豆球、枕型紅豆敷

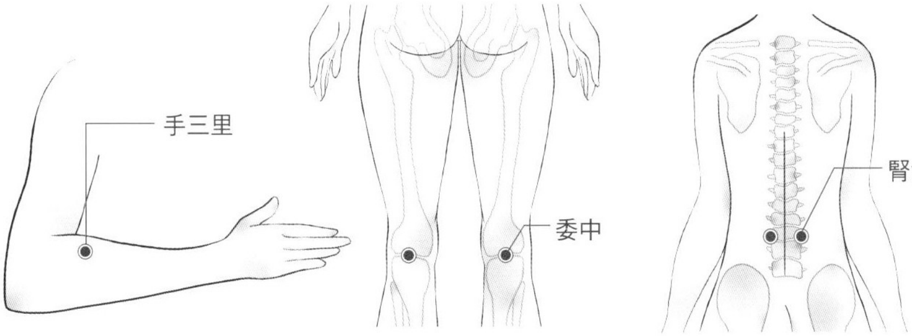

溫敷位置

委中、手三里、腎俞

腰部是人體中樞，也是轉動人體的重要支架。勞累過度，長期腰肌勞損，容易讓風寒濕氣入侵背部的膀胱經，造成痠痛。溫敷刺激委中穴能振奮整個膀胱經，疏通腰背的氣血。而溫敷手三里則可以放鬆腰背的肌肉。

左腰痠痛時，按壓右手手三里穴十五下，一邊輕輕轉動腰部，再熱敷右手手三里及右腳委中穴十分鐘，最後俯臥，用枕型紅豆敷敷腎俞十分鐘，能有效放鬆腰部肌肉。

便秘

時間：10-20分鐘
溫度：45-50度

使用工具｜點揉紅豆球

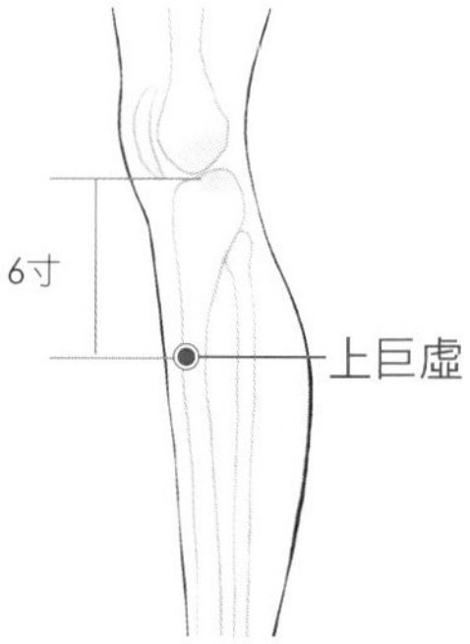

溫敷位置

上巨虛

現代人低纖維的飲食習慣、久坐的生活習性，使得大腸蠕動緩慢，容易便秘；便秘本身雖然不是一種嚴重的疾病，但當廢棄物無法排出堆積在體內時，會引發各種症狀。除了多吃高膳食纖維的食物如青菜、粗糧以外，因膳食纖維需要吸收水分以增加體積、促進腸胃蠕動，也要注意多喝水。

溫敷上巨虛穴有通腑泄熱、活血散結、祛瘀排膿的功效，常常溫敷上巨虛穴能夠使大腸蠕動增加，大便順暢。

消化不良

時間：10-30分鐘
溫度：45-50度

使用工具｜點揉紅豆球、枕型紅豆敷

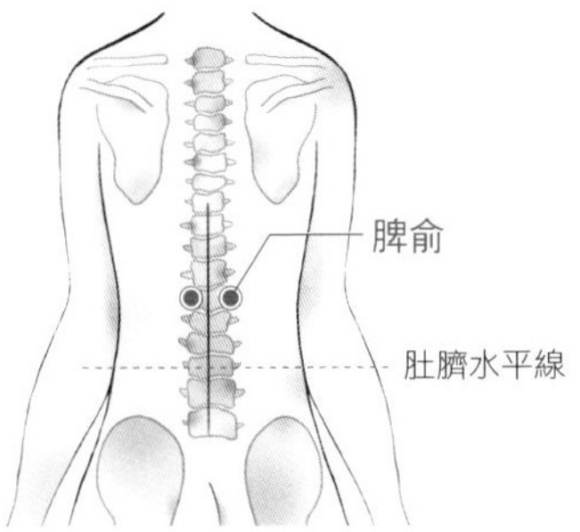

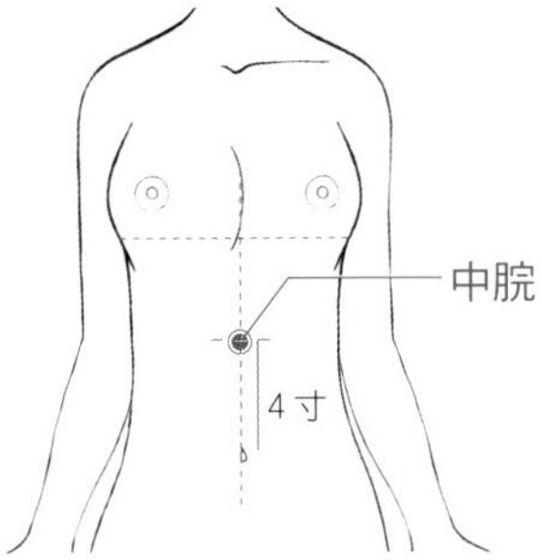

溫敷位置

中脘、脾俞

消化不良症候群常見症狀包括打嗝、脹氣、噁心、腹脹。是由於腸胃運動不正常，食物停留在胃中過久，無法正常排送至腸道導致。誘發原因包括脾胃氣虛弱、過食油膩辛辣造成氣滯食積、對特定食物過敏⋯等。

溫敷中脘能增強胃蠕動，消除氣滯食積，幫助消化，而脾俞有健脾、和胃、利濕的作用，可以增強脾胃消化吸收的機能。用中指及食指兩指合併按揉中脘穴，停留約十秒後鬆開，持續十至十五下後再溫敷中脘及脾俞各十分鐘。可以每日或隔一日溫敷，以達好的保健效果。

胃酸過多

時間：10-20分鐘
溫度：45-50度

使用工具｜點揉紅豆球、枕型紅豆敷

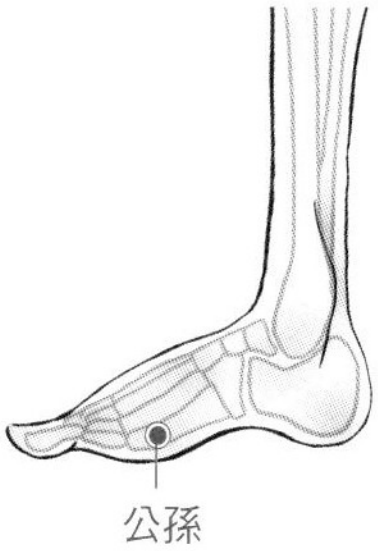

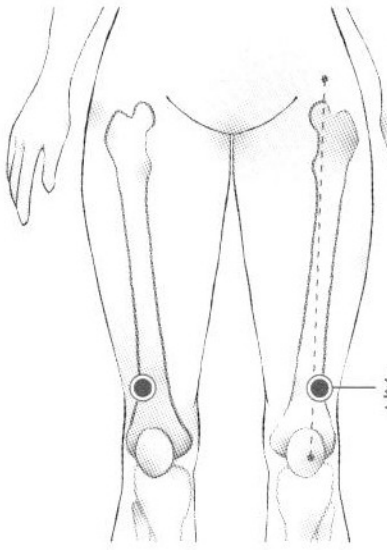

溫敷位置
梁丘、公孫

壓力、抽煙喝酒、過食甜食辛辣、肥胖都可能造成胃酸過多，產生胃痛。胃酸往食道逆流會出現火燒心、慢性咳嗽的症狀，時間久了，會破壞黏膜，出現胃潰瘍、食道潰瘍，甚至癌症。

市面上的胃藥胃散，雖然可短暫地中和胃酸，但胃酸中和後就失去殺菌的效果，腸胃反而容易受到病菌入侵，而且人體一旦偵測到胃的酸鹼值變化過度，有時反而會反彈性的分泌更多胃酸。

公孫穴及梁丘穴主脾胃功能，溫敷公孫穴可以調節胃酸分泌、促進胃腸蠕動。而溫敷梁丘則有止胃酸、減緩胃痛的效果。當胃酸過多時，可以按壓梁丘穴一分鐘後，溫敷梁丘及公孫十分鐘，可減少胃酸分泌止胃痛。

虛寒怕冷

時間：10-30分鐘
溫度：45-50度

使用工具 | 點揉紅豆球、枕型紅豆敷

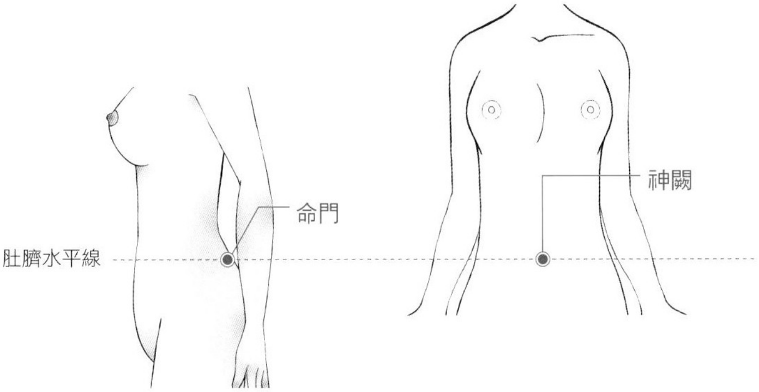

溫敷位置

神闕、命門

前面有提到，虛寒的人容易怕冷，且怕冷的感覺是由體內深處發出來的，好像身體裡有一個冰塊一樣。這一類型的人，最適合溫敷神闕及命門穴。

神闕穴即為肚臍，是身體任脈上陽穴，與背後督脈的命門穴前後貫穿，此兩穴為我們身體的「火爐」，當火不夠、或是前後運行不夠順暢時候，就會出現各種虛寒症狀。同時溫敷神闕及命門，就像是幫火爐加柴火一樣，可以通行氣血，溫陽救逆，對虛寒怕冷有很好的改善效果。

溫敷時可使用兩個點揉紅豆球，同時溫敷神闕及命門十分鐘。也可以仰臥，將枕型紅豆敷于命門穴下，再加上點揉紅豆球溫敷神闕穴。

貧血

時間：10-30分鐘
溫度：45-50度

使用工具｜點揉紅豆球

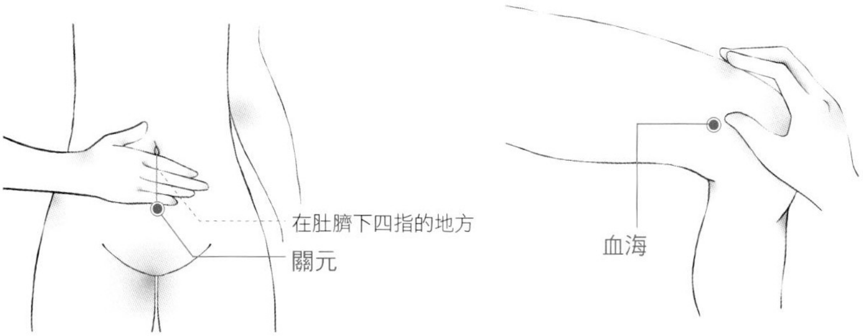

溫敷位置

血海、關元

中醫說的貧血是指身體有「血虛」的症狀，如：臉色萎黃、唇色爪甲淡白、容易頭暈目眩、皮膚乾燥、頭髮枯焦、掉髮，與西醫中貧血的定義並不相同。血虛的原因很多，像是勞心勞力過度、腸胃氣血化生不良、失血過多（如女性月經過多）等。血虛的人因為全身氣血的供給不足，時間一久，各個臟腑的機能都會下降。

溫敷或按摩血海穴，對於氣血不足、面色偏黃、容易頭昏眼花的血虛體質有很好的補養效果。而「氣為血之母，血為氣之帥」，血必需要有氣的推動力量才能順利在身體運行，所以我們會搭配溫敷「關元」穴，增加血流推動力氣。

更年期症候群

時間：20-40分鐘
溫度：45-55度

使用工具｜點揉紅豆球

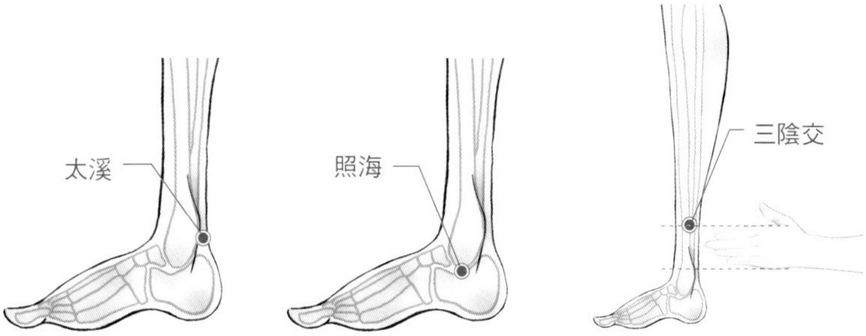

溫敷位置

三陰交、照海、太溪

門診中更年期症候群非常常見，又以女性尤多（男性一般症狀較輕微，但仍會發生），一般發生在四十五至六十歲之間，出現煩躁易怒、憂鬱、頭暈耳鳴、口乾、失眠、潮熱盜汗、頭暈心悸、血壓升高……等症狀。這是由於年紀漸長，天癸衰少，腎陰不足，以至於陰虛陽亢、虛火上炎造成。

照海穴有滋腎清熱的功能，能補水又清熱降火。太溪穴則可以補腎水、強腎氣，再搭配三陰交加強保護生殖功能，可以延緩老化，改善更年期症狀。

方法為使用點揉紅豆球溫敷三個穴位各十分鐘，每週至少三次。

習慣性腳踝扭傷

時間：15-10分鐘
溫度：45-50度

使用工具｜點揉紅豆球、襪式腳套

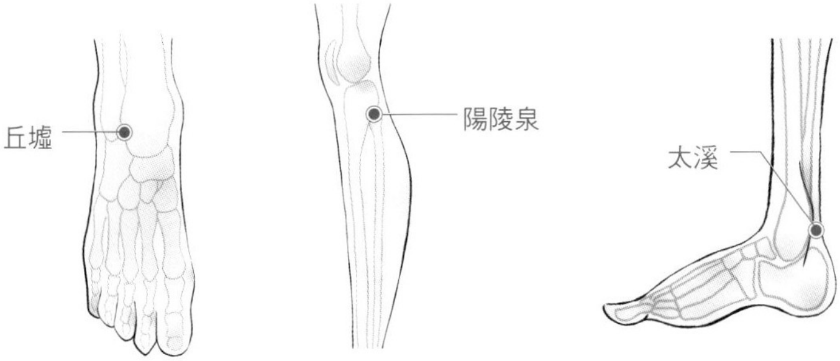

溫敷位置
丘墟、太溪、陽陵泉

九成腳踝扭傷是發生在外側，也就是俗稱的「翻腳刀」，如果沒有好好治療，容易使外側韌帶的鬆緊度改變，踝關節的穩定度下降；此外，受傷部位纖維化也會造成踝部活動度減少。有些人扭傷後會進入「扭傷的惡性循環」也就是舊傷沒處理好又再次扭傷，使踝關節更不穩定，然後又再次扭傷……，因此扭傷後應該更注意踝關節的保養。

溫敷丘墟穴及太溪穴能放鬆外側腳踝韌帶、加強踝部穩定性，而溫敷陽陵泉可以放鬆肌腱韌帶避免緊繃。方法為使用點揉紅豆球於丘墟、太溪、陽陵泉各溫敷五分鐘，有習慣性腳踝扭傷的人可拉長時間至十分鐘。也可使用襪式腳套溫敷十五分鐘，加強整個足踝的循環。

使用者好評推薦

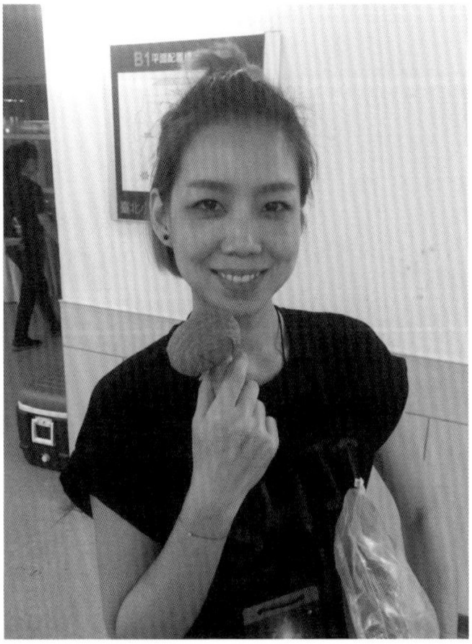

↑早上起床臉有浮腫的問題，嚴重時眼睛會像金魚眼，眼袋變得很明顯。洗完臉後利用紅豆溫敷加按摩，疏通臉部淋巴，水腫很快就消了，很簡單！很方便！（化妝師，35歲女性）

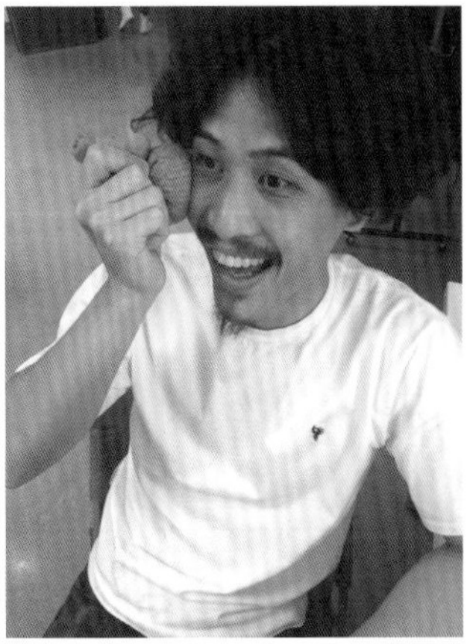

↑即便每周固定看中醫調養體質，但因為居住在山區，身體總是感到潮濕寒冷而覺得不舒服。自從用了紅豆暖包，早上起床和睡前溫敷一下，一天幾分鐘，真的感受到身體的變化！（舞台，35歲男性）

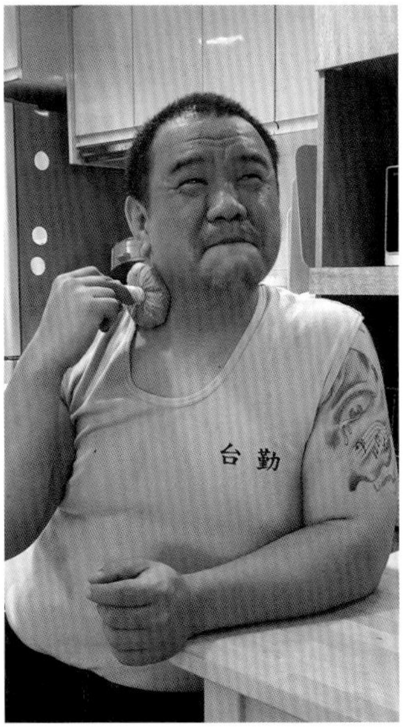

←我的身體非常僵硬，因為經常搬重物，肩頸和手臂的痠痛無法解除，嚴重時還會發麻。使用紅豆溫敷搭配推按之後，感受到身體奇妙的變化。後來讓媽媽睡覺前放在被子裡使用，手腳冰冷的情況改善很多，老人家很喜歡。（銷售，43歲男性）

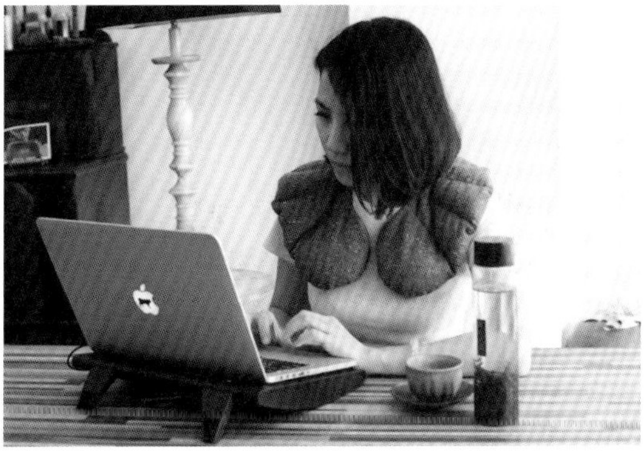

←每天盯著電腦，除了眼睛乾澀，最討厭的是姿勢僵硬造成的肩頸酸痛，現在我會隨時溫敷肩頸，就算一次只敷1－2分鐘，也能讓精神放鬆，真的很舒服，一定要推薦給周遭親友！（貿易，37歲女性）

→舞台表演需要很強的專注力，幾個小時下來免不了腰痠背痛，回家後我會一個晚上加熱好幾次，在家溫敷省下按摩的時間和費用，晚上變得更容易入眠，令人非常開心！（鼓手，38歲男性）

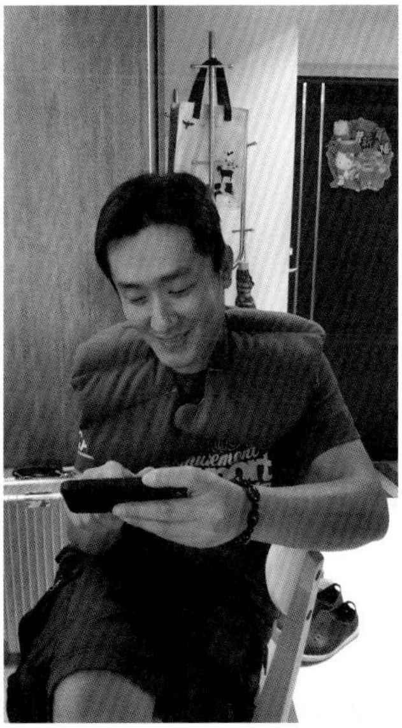

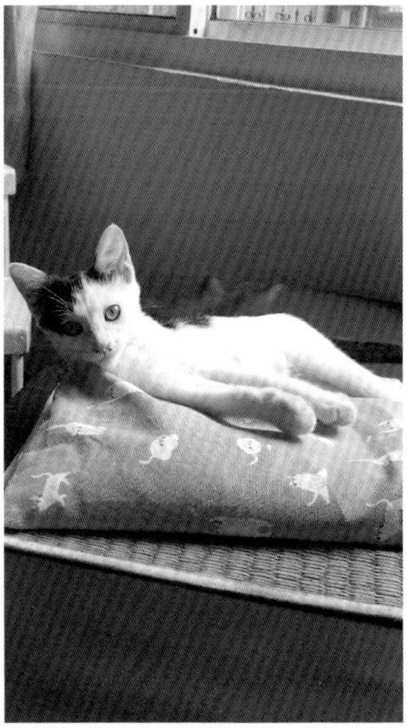

↑天冷的時候貓貓總是縮成一團，躲在棉被、電器旁取暖。做了加進貓草的專屬紅豆暖暖包，晚上放在睡墊下，看牠窩著睡覺呼嚕嚕地打呼，覺得好幸福。（學生，19歲女性）

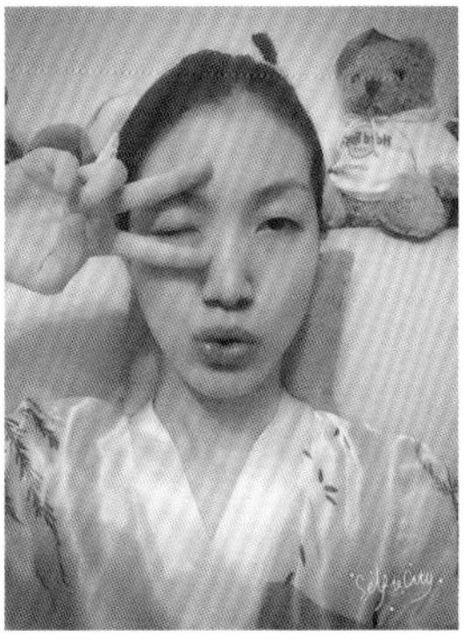

←一直有使用拋棄式暖暖包的習慣，但是覺得不太環保。後來自己做了紅豆暖暖包，可以選擇合適的大小形狀、重覆使用等優點之外，還有紅豆加熱後香香的味道。不只在家用，我也會帶到公司溫敷腰部和臀部，消除久坐時下半身腫脹的感覺。（上班族，28歲女性）

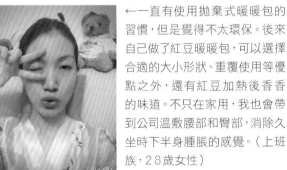

哪裡買？

紅豆

店家	地址	電話
台灣好糧	https://www.superbuy.com.tw/index.php	02-2706-9229
綠藤生機	https://www.greenvines.com.tw/	02-2368-2808
紅豆先生	https://www.facebook.com/Mr.red.bean.7813390/	0986-229-971
萬丹鄉農會	http://www.pwfa.org.tw/front/bin/home.phtml	08-777-2007
崁頂鄉農會	http://www.ktfa.org.tw/main.asp	08-863-2224
美濃區農會	http://eshop.tfa.org.tw/17040009	07-6813-311
山仔頂農庄	高雄市大寮區山頂里長生街105號	07-783-3496
大寮區農會	高雄市大寮區鳳林三路351號	07-781-1141
元品有機米農場	高雄市鳳山區誠德街33號	0921-225-136
磚子窯農場	高雄市大寮區義和路27~79號	0937-316-844
統一生機	https://www.organicshops.cc/	03-434-0372
聖德科斯	http://www.santacruz.com.tw/	0800-082-880

布料

店家	地址	電話
台北永樂市場		
三重碧華布街		
喜佳網購中心	新北市汐止區大同路一段175號11F	0800-237272#2
喜佳台北生活館	台北市中山北路一段79號	02-2523-3441
喜佳士林生活館	台北市文林路511號1樓	02-2834-9808
台北新光三越站前店	台北市忠孝西路一段66號9樓	02-2382-5570
台北新光三越信義新天地A8館	台北市松高路12號6樓	02-2345-7421
環球購物中心喜佳中和專櫃縫紉館	新北市中和區中山路三段122號3樓	02-2222-0836
喜佳桃園生活館	桃園市中山路139號	03-337-9570
喜佳中壢生活館	中壢市新生路207號1-2樓	03-425-9048
喜佳新竹生活館	新竹市中正路91號1F	03-528-6308
喜佳台中生活館	台中市中區台灣大道一段247號1樓	04-2223-6618
喜佳彰化生活館	彰化市曉陽路95號1~3樓	04-728-5795
喜佳嘉義生活館	嘉義市中山路455號1樓	05-225-5387
喜佳台南生活館	台南市中西區民族路二段289號	06-220-0618
喜佳高雄生活館	高雄市中正三路110號1樓	07-235-9738
中一布行	台北市民樂街9號	02-2555-3847
介良材料行	台北市民樂街11號	02-2556-1806

全國布行	台北市大同區延平北路二段10號1-2樓	02-2556-0132
明信裡布材料行	台北市迪化街一段21號	02-2558-6543
廖聯發綢布莊	新北市板橋區四川路一段65號	02-2961-3839
傑威布行	永樂市場2043室	02-2559-0877
慶發布行	永樂市場2樓2074室	02-2556-6453
鳥居紡	永樂市場2樓 2076室	02-2552-1180
興興布行	永樂市場2樓2097號	02-2556-3064
勝豪布行	永樂市場2樓2065室	02-2556-0003
棉之家	台北市南京西路259號	02-2555-4891
布言布語	台北市信義路三段157巷10弄4之1號	02-2705-5700
新皇品拼布材料行	嘉義市維新路36號	05-276-8928
吳響峻布莊	台中市中區繼光街77號	04- 2224- 2256
鑫韋布莊	台中市中區台中市綠川東街70號	04- 2226- 2776
雕布閣拼布	台中市北區陝西路68號	04- 2298- 6129
大同布行	台中市中區成功路140號	04- 2225- 6534
南館布莊	宜蘭縣宜蘭市民權路一段92號	03-932-2656
榮裕布莊	台中市中區公園里中山路71號	04-2222-2477
大林布行	台中市中區繼光里繼光街128號	04-2225-3589
咕咕雞的活力布坊	http://class.ruten.com.tw/user/index00.php?s=cocochiiii	
布店本舖	http://www.billycottonshop.idv.tw/	
鑫韋布莊	http://www.sing-way.com.tw/	
清秀佳人布坊	suzu168@yahoo.com.tw	
布的魔法屋	http://www.quilterdiy.com/	

附錄

食物屬性表

平性食物

●蔬菜水果類

高麗菜、蕃薯葉、紅蘿蔔、花椰菜、菠菜、豆芽、茼蒿、萵苣、芋頭、牛蒡、馬鈴薯、南瓜、香菇、青椒、黑木耳、四季豆、青江菜、芥藍菜、黃秋葵、蕃薯、芭樂、蘋果、釋迦、葡萄、柳橙、枇杷、紅柿子、木瓜、草莓、棗子、桃子、香蕉、桑椹

●穀類

米飯、麵粉類、玉米、菱角、黑豆、紅豆、豌豆、黃豆、皇帝豆、薏苡仁

●肉類

雞肉、牛肉、豬肉、一般魚肉

寒涼性食物

●蔬菜水果類

大白菜、小白菜、竹筍、白蘿蔔、苦瓜、黃瓜、蘆筍、紫菜、荸薺、蓮藕、絲瓜、冬瓜、海帶、芹菜、茄子、茭白筍、西瓜、水梨、李子、柚子、葡萄柚、奇異果、椰子、橘子、山竹、硬柿子、蕃茄、蓮霧、鳳梨、香瓜、綠豆

溫熱性食物

● 蔬菜水果類

大蒜、蔥、韭菜、薑、洋蔥、辣椒、九層塔、香菜、龍眼、荔枝、芒果、榴槤

● 穀類

炒芝麻、花生

● 肉類

羊肉、鱔魚、鰻魚、鵝肉

● 調味品

花椒、胡椒、麻油、茴香、沙茶醬、咖哩、芥末、花生油

● 其他

咖啡、酒

發物

芒果、筍、蝦、蟹、鵝肉、鴨肉、乳製品